U0335100

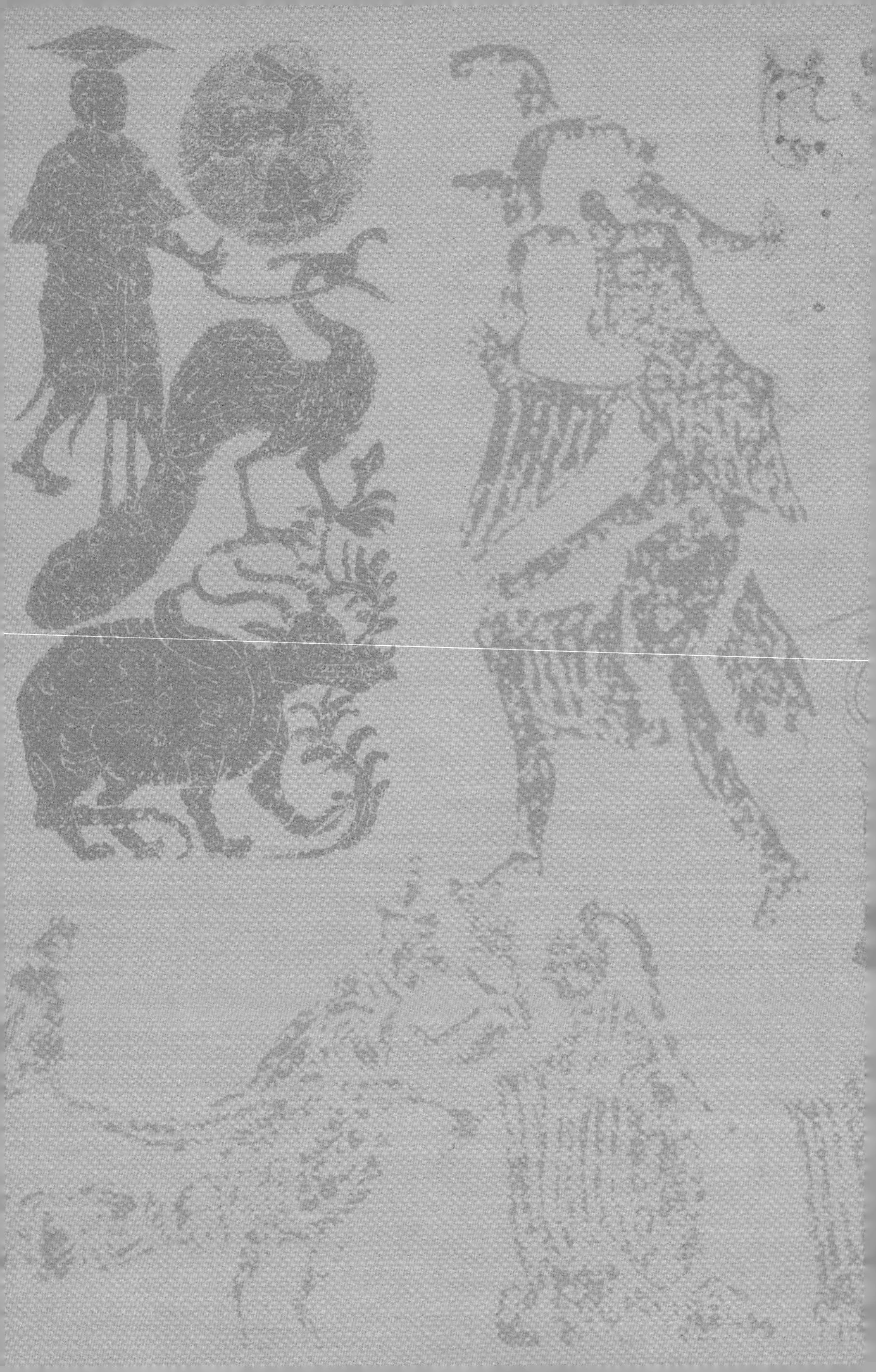

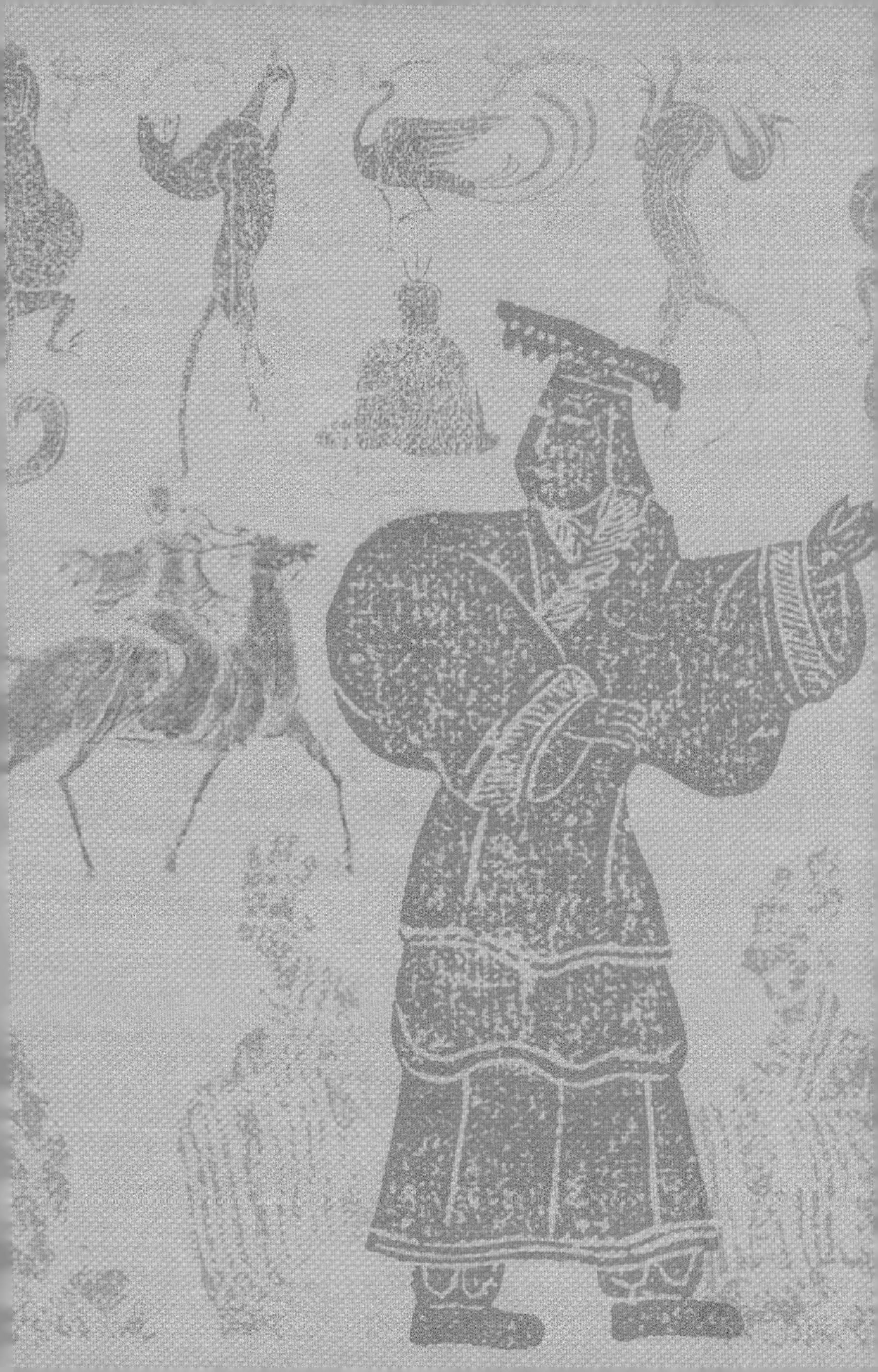

中国古医籍整理丛书

本经序疏要

清·邹 澍 撰

范 磊 校注

中国中医药出版社

·北 京·

图书在版编目（CIP）数据

本经序疏要/（清）邹澍撰；范磊校注．—北京：中国中医药出版社，2015.12（2025.3重印）

（中国古医籍整理丛书）

ISBN 978－7－5132－2932－6

Ⅰ．①本…　Ⅱ．①邹…　②范…　Ⅲ．①《神农本草经》－注释

Ⅳ．①R281.2

中国版本图书馆CIP数据核字（2015）第272912号

中国中医药出版社出版

北京经济技术开发区科创十三街31号院二区8号楼

邮政编码　100176

传真　010 64405721

北京盛通印刷股份有限公司印刷

各地新华书店经销

*

开本 710×1000　1/16　印张 16.5　字数 118 千字

2015年12月第1版　2025年3月第3次印刷

书　号　ISBN 978－7－5132－2932－6

*

定价　50.00元

网址　www.cptcm.com

如有印装质量问题请与本社出版部调换

服务热线　010 64405510

购书热线　010 64065415　010 64065413

微信服务号　zgzyycbs

书店网址　csln.net/qksd/

官方微博　http://e.weibo.com/cptcm

淘宝天猫网址　http://zgzyycbs.tmall.com

国家中医药管理局
中医药古籍保护与利用能力建设项目
组织工作委员会

主　任　委　员　王国强

副 主 任 委 员　王志勇　李大宁

执行主任委员　曹洪欣　苏钢强　王国辰　欧阳兵

执行副主任委员　李　昱　武　东　李秀明　张成博

委　　　　员

各省市项目组分管领导和主要专家

（山东省）武继彪　欧阳兵　张成博　贾青顺

（江苏省）吴勉华　周仲瑛　段金廒　胡　烈

（上海市）张怀琼　季　光　严世芸　段逸山

（福建省）阮诗玮　陈立典　李灿东　纪立金

（浙江省）徐伟伟　范永升　柴可群　盛增秀

（陕西省）黄立勋　呼　燕　魏少阳　苏荣彪

（河南省）夏祖昌　刘文第　韩新峰　许敬生

（辽宁省）杨关林　康廷国　石　岩　李德新

（四川省）杨殿兴　梁繁荣　余曙光　张　毅

各项目组负责人

王振国（山东省）　王旭东（江苏省）　张如青（上海市）

李灿东（福建省）　陈勇毅（浙江省）　焦振廉（陕西省）

蔡永敏（河南省）　鞠宝兆（辽宁省）　和中浚（四川省）

项目专家组

顾　问　马继兴　张灿玾　李经纬

组　长　余瀛鳌

成　员　李致忠　钱超尘　段逸山　严世芸　鲁兆麟
郑金生　林端宜　欧阳兵　高文柱　柳长华
王振国　王旭东　崔　蒙　严季澜　黄龙祥
陈勇毅　张志清

项目办公室（组织工作委员会办公室）

主　任　王振国　王思成

副主任　王振宇　刘群峰　陈榕虎　杨振宁　朱毓梅
刘更生　华中健

成　员　陈丽娜　邱　岳　王　庆　王　鹏　王春燕
郭瑞华　宋咏梅　周　扬　范　磊　张永泰
罗海鹰　王　爽　王　捷　贺晓路　熊智波

秘　书　张丰聪

前言

中医药古籍是传承中华优秀文化的重要载体，也是中医学传承数千年的知识宝库，凝聚着中华民族特有的精神价值、思维方法、生命理论和医疗经验，不仅对于传承中医学术具有重要的历史价值，更是现代中医药科技创新和学术进步的源头和根基。保护和利用好中医药古籍，是弘扬中国优秀传统文化、传承中医学术的必由之路，事关中医药事业发展全局。

1949 年以来，在政府的大力支持和推动下，开展了系统的中医药古籍整理研究。1958 年，国务院科学规划委员会古籍整理出版规划小组在北京成立，负责指导全国的古籍整理出版工作。1982 年，国务院古籍整理出版规划小组召开全国古籍整理出版规划会议，制定了《古籍整理出版规划（1982—1990）》，卫生部先后下达了两批 200 余种中医古籍整理任务，掀起了中医古籍整理研究的新高潮，对中医文化与学术的弘扬、传承和发展，发挥了极其重要的作用，产生了不可估量的深远影响。

2007 年《国务院办公厅关于进一步加强古籍保护工作的意见》明确提出进一步加强古籍整理、出版和研究利用，以及

“保护为主、抢救第一、合理利用、加强管理”的方针。2009年《国务院关于扶持和促进中医药事业发展的若干意见》指出，要“开展中医药古籍普查登记，建立综合信息数据库和珍贵古籍名录，加强整理、出版、研究和利用”。《中医药创新发展规划纲要（2006—2020）》强调继承与创新并重，推动中医药传承与创新发展。

2003~2010年，国家财政多次立项支持中国中医科学院开展针对性中医药古籍抢救保护工作，在中国中医科学院图书馆设立全国唯一的行业古籍保护中心，影印抢救濒危珍本、孤本中医古籍1640余种；整理发布《中国中医古籍总目》；遴选351种孤本收入《中医古籍孤本大全》影印出版；开展了海外中医古籍目录调研和孤本回归工作，收集了11个国家和2个地区137个图书馆的240余种书目，基本摸清流失海外的中医古籍现状，确定国内失传的中医药古籍共有220种，复制出版海外所藏中医药古籍133种。2010年，国家财政部、国家中医药管理局设立“中医药古籍保护与利用能力建设项目”，资助整理400余种中医药古籍，并着眼于加强中医药古籍保护和研究机构建设，培养中医古籍整理研究的后备人才，全面提高中医药古籍保护与利用能力。

在此，国家中医药管理局成立了中医药古籍保护和利用专家组和项目办公室，专家组负责项目指导、咨询、质量把关，项目办公室负责实施过程的统筹协调。专家组成员对古籍整理研究具有丰富的经验，有的专家从事古籍整理研究长达70余年，深知中医药古籍整理研究的重要性、艰巨性与复杂性，履行职责认真务实。专家组从书目确定、版本选择、点校、注释等各方面，为项目实施提供了强有力的专业指导。老一辈专家的学术水平和智慧，是项目成功的重要保证。项目承担单位山东中医药大学、南京中医药大学、上海中医药大学、福建中医药大学、浙江省中医药研究院、陕西省中医药研究院、河南省中医药研究院、辽宁中医药大学、成都中医药大学及所在省市中医药管理部门精心组织，充分发挥区域间互补协作的优势，并得到承担项目出版工作的中国中医药出版社大力配合，全面推进中医药古籍保护与利用网络体系的构建和人才队伍建设，使一批有志于中医学术传承与古籍整理工作的人才凝聚在一起，研究队伍日益壮大，研究水平不断提高。

本着“抢救、保护、发掘、利用”的理念，该项目重点选择近60年未曾出版的重要古医籍，综合考虑所选古籍的保护价值、学术价值和实用价值。400余种中医药古籍涵盖了医经、基础理论、诊法、伤寒金匮、温病、本草、方书、内科、外科、女科、儿科、伤科、眼科、咽喉口齿、针灸推拿、养生、医案医话医论、医史、临证综合等门类，跨越唐、宋、金元、明以迄清末。全部古籍均按照项目办公室组织完成的行业标准《中医古籍整理规范》及《中医药古籍整理细则》进行整理校注，绝大多数中医药古籍是第一次校注出版，一批孤本、稿本、抄本更是首次整理面世。对一些重要学术问题的研究成果，则集中收录于各书的“校注说明”或“校注后记”中。

“既出书又出人”是本项目追求的目标。近年来，中医药古籍整理工作形势严峻，老一辈逐渐退出，新一代普遍存在整理研究古籍的经验不足、专业思想不坚定等问题，使中医古籍整理面临人才流失严重、青黄不接的局面。通过本项目实施，搭建平台，完善机制，培养队伍，提升能力，经过近5年的建设，锻炼了一批优秀人才，老中青三代齐聚一堂，有效地稳定了研究队伍，为中医药古籍整理工作的开展和中医文化与学术的传承提供必备的知识和人才储备。

本项目的实施与《中国古医籍整理丛书》的出版，对于加强中医药古籍文献研究队伍建设、建立古籍研究平台，提高古籍整理水平均具有积极的推动作用，对弘扬我国优秀传统文化，推进中医药继承创新，进一步发挥中医药服务民众的养生保健与防病治病作用将产生深远影响。

第九届、第十届全国人大常委会副委员长许嘉璐先生，国家卫生计生委副主任、国家中医药管理局局长、中华中医药学会会长王国强先生，我国著名医史文献专家、中国中医科学院马继兴先生在百忙之中为丛书作序，我们深表敬意和感谢。

由于参与校注整理工作的人员较多，水平不一，诸多方面尚未臻完善，希望专家、读者不吝赐教。

国家中医药管理局中医药古籍保护与利用能力建设项目办公室

二〇一四年十二月

许序

“中医”之名立，迄今不逾百年，所以冠以“中”字者，以别于“洋”与“西”也。慎思之，明辨之，斯名之出，无奈耳，或亦时人不甘泯没而特标其犹在之举也。

前此，祖传医术（今世方称为“学”）绵延数千载，救民无数；华夏屡遭时疫，皆仰之以度困厄。中华民族之未如印第安遭染殖民者所携疾病而族灭者，中医之功也。

医兴则国兴，国强则医强。百年运衰，岂但国土肢解，五千年文明亦不得全，非遭泯灭，即蒙冤扭曲。西方医学以其捷便速效，始则为传教之利器，继则以“科学”之冕畅行于中华。中医虽为内外所夹击，斥之为蒙昧，为伪医，然四亿同胞衣食不保，得获西医之益者甚寡，中医犹为人民之所赖。虽然，中国医学日益陵替，乃不可免，势使之然也。呜呼！覆巢之下安有完卵？

嗣后，国家新生，中医旋即得以重振，与西医并举，探寻结合之路。今也，中华诸多文化，自民俗、礼仪、工艺、戏曲、历史、文学，以至伦理、信仰，皆渐复起，中国医学之兴乃属必然。

迄今中医犹为国家医疗系统之辅，城市尤甚。何哉？盖一则西医赖声、光、电技术而于20世纪发展极速，中医则难见其进。二则国人惊羡西医之“立竿见影”，遂以为其事事胜于中医。然西医已自觉将入绝境：其若干医法正负效应相若，甚或负远逾于正；研究医理者，渐知人乃一整体，心、身非如中世纪所认定为二对立物，且人体亦非宇宙之中心，仅为其一小单位，与宇宙万象万物息息相关。认识至此，其已向中国医学之理念“靠拢”矣，虽彼未必知中国医学何如也。唯其不知中国医理何如，纯由其实践而有所悟，益以证中国之认识人体不为伪，亦不为玄虚。然国人知此趋向者，几人？

国医欲再现宋明清高峰，成国中主流医学，则一须继承，一须创新。继承则必深研原典，激清汰浊，复吸纳西医及我藏、蒙、维、回、苗、彝诸民族医术之精华；创新之道，在于今之科技，既用其器，亦参照其道，反思己之医理，审问之，笃行之，深化之，普及之，于普及中认知人体及环境古今之异，以建成当代国医理论。欲达于斯境，或需百年欤？予恐西医既已醒悟，若加力吸收中医精粹，促中医西医深度结合，形成21世纪之新医学，届时“制高点”将在何方？国人于此转折之机，能不忧虑而奋力乎？

予所谓深研之原典，非指一二习见之书、千古权威之作；就医界整体言之，所传所承自应为医籍之全部。盖后世名医所著，乃其秉诸前人所述，总结终生行医用药经验所得，自当已成今世、后世之要籍。

盛世修典，信然。盖典籍得修，方可言传言承。虽前此50余载已启医籍整理、出版之役，惜旋即中辍。阅20载再兴整理、出版之潮，世所罕见之要籍千余部陆续问世，洋洋大观。

今复有“中医药古籍保护与利用能力建设”之工程，集九省市专家，历经五载，董理出版自唐迄清医籍，都400余种，凡中医之基础医理、伤寒、温病及各科诊治、医案医话、推拿本草，俱涵盖之。

噫！璐既知此，能不胜其悦乎？汇集刻印医籍，自古有之，然孰与今世之盛且精也！自今而后，中国医家及患者，得览斯典，当于前人益敬而畏之矣。中华民族之屡经灾难而益蕃，乃至未来之永续，端赖之也，自今以往岂可不后出转精乎？典籍既蜂出矣，余则有望于来者。

谨序。

第九届、十届全国人大常委会副委员长

許嘉璐

二〇一四年冬

王 序

中医学是中华民族在长期生产生活实践中，在与疾病作斗争中逐步形成并不断丰富发展的医学科学，是中国古代科学的瑰宝，为中华民族的繁衍昌盛作出了巨大贡献，对世界文明进步产生了积极影响。时至今日，中医学作为我国医学的特色和重要医药卫生资源，与西医学相互补充、相互促进、协调发展，共同担负着维护和促进人民健康的任务，已成为我国医药卫生事业的重要特征和显著优势。

中医药古籍在存世的中华古籍中占有相当重要的比重，不仅是中医学术传承数千年最为重要的知识载体，也是中医为中华民族繁衍昌盛发挥重要作用的历史见证。中医药典籍不仅承载着中医的学术经验，而且蕴含着中华民族优秀的思想文化，凝聚着中华民族的聪明智慧，是祖先留给我们的宝贵物质财富和精神财富。加强对中医药古籍的保护与利用，既是中医学发展的需要，也是传承中华文化的迫切要求，更是历史赋予我们的责任。

2010 年，国家中医药管理局启动了中医药古籍保护与利用能力建设项目。这既是传承中医药的重要工程，也是弘扬优秀民族文化的重要举措，不仅能够全面推进中医药的有效继承和创新发展，为维护人民健康作出贡献，也能够彰显中华民族的璀璨文化，为实现中华民族伟大复兴的中国梦作出贡献。

相信这项工作一定能造福当今，嘉惠后世，福泽绵长。

国家卫生和计划生育委员会副主任

国家中医药管理局局长

中华中医药学会会长

王国强

二〇一四年十二月

马序

新中国成立以来，党和国家高度重视中医药事业发展，重视古籍的保护、整理和研究工作。自1958年始，国务院先后成立了三届古籍整理出版规划小组，分别由齐燕铭、李一氓、匡亚明担任组长，主持制定了《整理和出版古籍十年规划（1962—1972）》《古籍整理出版规划（1982—1990）》《中国古籍整理出版十年规划和“八五”计划（1991—2000）》等，而第三次规划中医药古籍整理即纳入其中。1982年9月，卫生部下发《1982—1990年中医古籍整理出版规划》，1983年1月，中医古籍整理出版办公室正式成立，保证了中医古籍整理出版规划的实施。2002年2月，《国家古籍整理出版“十五”（2001—2005）重点规划》经新闻出版署和全国古籍整理出版规划领导小组批准，颁布实施。其后，又陆续制定了国家古籍整理出版“十一五”和“十二五”重点规划。国家财政多次立项支持中国中医科学院开展针对性中医药古籍抢救保护工作，文化部在中国中医科学院图书馆专门设立全国唯一的行业古籍保护中心，国家先后投入中医药古籍保护专项经费超过3000万元，影印抢救濒危珍、善、孤本中医古籍1640余种，开展了海外中医古籍目录调研和孤本回归工作。2010年，国家财政部、国家中医药管理局安排国家公共卫生专项资金，设立了“中医药古籍保护与利用能力建设项目”，这是继1982~1986年第一批、第二批重要中医药古籍整理之后的又一次大规模古籍整理工程，重点整理新中国成立后未曾出版的重要古籍，目标是形成并普及规范的通行本、传世本。

为保证项目的顺利实施，项目组特别成立了专家组，承担咨询和技术指导，以及古籍出版之前的审定工作。专家组中的许多成员虽逾古稀之年，但老骥伏枥，孜孜不倦，不仅对项目进行宏观指导和质量把关，更重要的是通过古籍整理，以老带新，言传身教，培养一批中医药古籍整理研究的后备人才，促进了中医药古籍保护和研究机构建设，全面提升了我国中医药古籍保护与利用能力。

作为项目组顾问之一，我深感中医药古籍保护、抢救与整理工作的重要性和紧迫性，也深知传承中医药古籍整理经验任重而道远。令人欣慰的是，在项目实施过程中，我看到了老中青三代的紧密衔接，看到了大家的坚持和努力，看到了年轻一代的成长。相信中医药古籍整理工作的将来会越来越好，中医药学的发展会越来越好。

欣喜之余，以是为序。

中国中医科学院研究员

马继兴

二〇一四年十二月

校注说明

《本经序疏要》全书八卷，清·邹澍撰。

邹澍（1790—1844），字润安，晚号闰庵，清代江苏武进人。邹澍一生著述颇丰，惜仅《本经疏证》《本经续疏》《本经序疏要》三部本草著作刊行。《本经序疏要》撰成于清道光二十年（1840）。

邹澍三部本草学系列著作编撰的初衷是为阐发潜江刘若金《本草述》之旨。而其中《本经序疏要》更是为方便患者"赴急抄撮以求活""循证求病，因病得药，从药检宜"而作。

全书采用《证类本草》序例"诸病通用药"体例，以病为纲，对常用药进行归类，其后有作者对药物性味功效、病证病因病机、相似证候的阐释。其中病证名92项，每篇以病证为纲，下列主治该病证药物，并注明性味、功效，后有该病证名称、病因、病机、辨析、治疗等的阐释。书后有"解百药及金石等毒""服药食忌""凡药不入汤酒"三篇。"解百药及金石等毒"与"凡药不入汤酒"均各赘相关药物；"服药食忌"则先列药物，后赘食物。其文旁征博引，论述详尽。

《中国中医古籍总目》著录邹澍本草系列著作现存版本有：①清道光二十九年已酉（1849）刻本；②清道光常州长年医局校刻本；③清道光常州麟玉山房刻本；④清道光刻本；⑤清咸丰八年戊午（1858）歙县洪氏刻本；⑥清咸丰八年戊午（1858）日昇山房据常州长年医局刻本重刻本；⑦清咸丰8年戊午（1858）周日新堂刻本；⑧清咸丰8年戊午（1858）常郡韩文焕斋据常州长年医局刻本重刻本；⑨清同治十二年癸酉

(1873）反经堂刻本；⑩清常郡晋升山房校刻本；⑪清刻本；⑫1918 年日昇山房石印本；⑬民国上海千顷堂石印本；⑭节抄本（题本经疏证精华）；⑮见《基本医书集成》丛书本。

《中国中医古籍总目》著录的版本共 15 种。经考证，以道光二十九年己酉（1849）初刻本为源头，该书共有两个版本系统：一是清同治十二年癸酉（1873）反经堂刻本；二是长年医局刻本，此本经过数次重刻和印刷，形成一个大的版本系统，如常州麟玉山房刻本、日昇山房重刻本、周日新堂刻本、晋升山房校刻本等均属此系统。

道光二十九年本为初刻本，且刊刻较为精良，印刷精美，内容完整，质量较高，故本次整理以此为底本。由于长年医局本曾经过校勘，故以长年医局刻本（简称长年医局本）为主校本，以同治癸酉反经堂重刊本（简称反经堂本）为参校本。同时以《伤寒论》《金匮要略》《备急千金要方》《外台秘要》《重修政和经史证类备用本草》《本草纲目》等作为他校本。

本次校勘处理原则如下：

1. 原书为竖排繁体，今改为横排简体，并加标点。文中凡表示文序的“右”均改为“上”。

2. 凡底本无误，校本有误者，一律不出校。

3. 底本与校本不同，两者俱通，但难以断定是非者，保存底本原貌，出校说明。

4. 底本与校本虽然一致，但按文义疑有误、脱、衍、倒之属又缺乏依据未能遽定者，保留原文不作改动，出校存疑。

5. 底本中字形属一般笔画之误，如属日、曰混淆，己、巳不分者，予以径改不出校。

6. 底本中的异体字、古字，除例言、人名处需保留古字外，其余均径改不出校。如皰改为疱、痠改为酸、窽改为窾、澁改为涩、衇改为脉、茈改为柴等。

7. 底本因俗写、误写等出现的药名，尽量改为规范药名。如兔丝改为菟丝，亭苈改为葶苈，栝蒌改为瓜蒌，白芨改为白及，竹筎改为竹茹，卢会改为芦荟，蜜陀僧改为密陀僧，白殭蚕改为白僵蚕等。

8. 底本中的通假字，首次出现处出校说明通假关系，并征引书证注释。

9. 底本“序”前含有全书总目，在每卷卷首均含有分卷目录，本次整理均予删除，并重新编排总目。每卷首有“武进邹澍学”，今删去。

10. 本书引用其他文献时多用简称，在此一并说明，文中不再出注。如《药性》为《药性论》，《唐本》为《唐本草》，《蜀本》为《蜀本草》，《证类》为《证类本草》，《病源》为《诸病源候论》，《日华》为《日华子本草》，孟诜、《食疗》为《食疗本草》，《海药》为《海药本草》，《千金》为《备急千金要方》，《千金翼》为《千金翼方》，《纲目》为《本草纲目》，《拾遗》为《本草拾遗》等。

11. 原书原板引用《神农本草经》《名医别录》的药物均以框区别，本次整理则用“【】”号表示，如【干姜】【当归】，其四气用“〔〕”号，如〔温〕〔微寒〕。而征引其他医籍如《药对》《证类》等的药物及四气均无框，整理时亦不加符号。

外，其余均径改不出校。如鞕改为硬、煖改为暖、欵改为款、癥改为癥、麻改为麻，此改为紫等。

7. 底本因俗写、误写等出现的药名，径改为通用药名。如黄耆改为黄芪、薯药改为薯蓣、栝蒌改为瓜蒌、白梁米改为白粱米、竹筎改为竹茹、卢会改为芦荟、蔓陀罗改为曼陀罗、白殭蚕改为白僵蚕等。

8. 底本中的通假字，首次出现处出校说明通假关系，并且引书证注释。

9. 底本“序”前含有全书总目，在每卷卷首均有分卷目录，本次整理均予删除，并重新编排总目。每卷首有“[illegible]”字，今删去。

10. 本书引用其他文献时多用简称，在此一并说明，文中不再出注。如《药性》为《药性论》、《唐本》为《唐本草》、《蜀本》为《蜀本草》、《证类》为《证类本草》、《活人》为《南阳活人书》、《日华》为《日华子本草》、《食疗》为《食疗本草》、《海药》为《海药本草》、《千金》为《备急千金要方》、《千金翼》为《千金翼方》、《纲目》为《本草纲目》、《拾遗》为《本草拾遗》等。

11. 书中原引用《神农本草经》《名医别录》的药物以相区别，本次整理用“【】”号表示，如【主治】【当归】，其四字的“〔〕”，如〔谨〕〔附方〕，而正文引其他医籍如《药对》《证类》等的药物及其气味文献，整理时亦不加符号。

自　序①

序曰：班氏《艺文志》谓：医经者，原人血脉、经络、骨髓、阴阳、表里，以起百病之本，死生之分，而用度针石汤火所施，调百药齐和之所宜。经方者，本草石之寒温，量疾病之浅深，假②药味之滋，因气感之宜，辨五苦六辛，致水火之齐③，以通闭解结，反之于平。盖自是医经、经方遂分，连络之者，《本草经》则其枢纽矣，乃《志》不载其书。然《帝纪·平帝》元始五年，征天下通知④逸经⑤、古记、天文、历算、钟律、小学、史篇、方学⑥、本草，及以五经、《论语》《孝经》《尔雅》教授者所在，为驾一封轺传⑦遣诣京师，至者数千人。《楼护传》：护少随父为医长安，诵医经、本草、方术数十万言。世不忽其书，故习而传之者，代不乏人。其得至今存者，惟梁贞白先生陶氏⑧书为最古。今案其书，既历载《本经》总序于前，复患诸药一种虽主数病，而性理有偏著，立方或致疑混，赴急抄撮，恐不皆得研究。故将《本经》序大病之主以下一节，

---

① 自序：原无，据文例补。

② 假：借。

③ 齐（jì 记）："剂"之古字，药剂。《周礼·天官》："疡医，掌肿疡、溃疡、金疡、折疡之祝药刮杀之齐。"

④ 通知：通晓。

⑤ 逸经：指散逸的儒家经书。

⑥ 方学：《帝纪·平帝》作"方术"，当从。

⑦ 轺传（yáo chuán 摇船）：马车，专指使者所乘之车。《史记·儒林列传》："于是天子使束帛加璧安车驷马迎申公，弟子二人乘轺传从。"

⑧ 梁贞白先生陶氏：指梁陶弘景，字贞白，纂《本草经集注》。

循其所列，剖而析之，分为八十三项件，系主治药于下，方赘之序末，是陶氏实注《本经》而得，《本经》与医经、经方连络交会处矣。予治仲景书，既由不明药物主病之所以然，用力《本经》，有《本经疏证》《续疏》之作矣。继治孙真人①、王太守②书，觉与仲景书犹未相承接，遂立志究竟病名古今相沿之准，病证彼此不侔③之故，而证以药物主治之由，得是编以为鹄④。反复寻绎，参互研订。然后，知一证也，隶之此病则属虚，隶之彼病更属实；一药也，投之彼病则逐实，投之此病反补虚。于仲景书以此推其绪，于孙真人、王太守书以此要其归。盖自是而汉人、唐人医学、医经、经方旨趣，得连为一贯焉。篇中附北齐徐氏⑤、唐苏氏⑥、蜀韩氏⑦、宋唐氏⑧所增，其精诣几与陶氏埒⑨，而徐氏所续九项，实有稗⑩补证明之功，亦随例诠释而不削也。

道光二十年九月五日武进邹澍序

---

① 孙真人：指孙思邈。

② 王太守：指王焘，以其太守官职称之，撰《外台秘要》。

③ 侔（móu 谋）：齐，等同，此指符合之义。《说文·人部》："侔，齐等也。"

④ 鹄（gǔ 古）：指箭靶的中心，引申为目标、准则。

⑤ 北齐徐氏：指北齐徐之才，撰《药对》。

⑥ 唐苏氏：指唐代苏恭，撰《唐本草》。

⑦ 蜀韩氏：指五代后蜀韩保昇，奉诏主修《蜀本草》。

⑧ 宋唐氏：指宋唐慎微，撰《经史证类备急本草》。

⑨ 埒（liè 列）：等同。《国语·晋语》："叔向、子产、晏婴之才相等埒"。

⑩ 稗（bài 败）：小的，非正式的。《尔雅·释诂二》："稗，小也。"疑与"裨"形近致误。

贞白先生名宏景[1]，梁时隐居茅山，自号华阳隐居。实始集《别录》附入《本草经》中。徐氏名之才，北齐尚书令，封西阳王，著《药对》。苏氏名恭，显庆中与长孙无忌、许敬宗等修定本草，李勣表上之，今名《唐本草》。韩氏名保昇，孟蜀重广《唐本草》，并稍增注释，名《蜀本草》。掌氏名禹锡，宋嘉祐时奉诏重修本草，名《嘉佑补注本草》。唐氏，宋大观时蜀人，取诸家本草汇而集之，并采入经史中言医事，随类附入，名《证类本草》。

---

① 宏景：即弘景，指陶弘景。“宏”乃避清高宗乾隆帝弘历之讳。

目　录

卷之五

卷之六

卷之七

卷之八

卷之一

序 例

谨按：诸药，一种虽主数病，而性理亦有偏著。立方之日或致疑混，复恐单行经用，赴急抄撮，不必皆得研究，今宜指抄《病源》所主药名，便可于此处疗，若欲的寻亦兼易解，其甘苦之味可略，有毒无毒易知，惟冷热须明，今依《本经》《别录》注于本条之下，其有不宜入汤酒、宜入汤酒者，亦条于后。《唐本》以朱点为热，墨点为冷，无点为平，多有差误。宋人于逐药之下，依《本经》《别录》而注焉。

凡药禀赋绝类，则功用广博，然推其端绪，要有归著。譬如麻黄，其异在所产之地冬不积雪，则其归著在鼓发阳气、冲散阴邪。故凡束缚难伸之风贼风挛痛、蔽锢盛热之寒伤寒、乍扬更抑之热温疟、迫隘不顺之气上气、咳气[1]，皆所能疗，诚得谓一种可主数病矣。然不能治筋骨懈弛之风、阳气漏泄之寒、鼓荡不羁之热、随火冲逆之气。稽[2]其效：曰出汗，亦仅能令霾中见晛[3]，不能令旱处致霖；曰下气，却只能于横中辟道，不能于直下凿渠。又可谓性理有偏著否耶？太阳病，项背强几几，汗出恶风者，桂枝加葛根汤；反无汗，恶风者，葛根汤。用麻黄、不用麻黄，其别在汗。咳而脉浮者，厚朴麻黄汤；沉者，泽漆汤。用麻黄、不用麻黄，其别又在脉。

---

① 咳气：反经堂本作“咳逆”，义长。

② 稽：查核，稽考。

③ 晛（xiàn 现）：指日气，日光。

立方之日，不洞晓是理，易致疑混。陶氏序《肘后百一方》云：常居闲佚，乃可披检方书；或从禄外邑，将命遐征；或宿直禁闱，晨宵隔绝；或急速戎阵，城栅严阻。忽遇疾厄，拱手相向，搢绅①君子且然，何况贫家野居。能不向单行经用、赴急抄撮以求活？此时而欲研究方书，探讨经义，证其非是，岂特不能且不暇矣。为此编者，笔墨省减，病名既得原委，药味遂可别择。循证求病，因病得药，从药检宜，诚可谓探之囊笥②，庸竖③均可成医者。嗟夫！世风递易，遵守殊规，徒知寒可攻热，热得疗寒，补概益虚，泄能除满，欲适燕而北其辕，固不为非是，殊不知自吴直往，定抵海滨；从滇径徂④，辄归西域，遂致轫发⑤坦途，诣终茅塞⑥。惟古人所指示，曲尽攸宜，纵使羊肠鸟道，循是遄征⑦，必可届四通八达，此昔日之僻径，即今日之广衢，而今日所谓广衢，乃金元以来所别辟也。甘苦之义，其旨渊微；冷热之宜，其情直遂。注此于下，相得益彰，意简要而用专精矣。

疗风通用

【防风】〔温〕。主大风，头眩痛，风行周身，骨节疼痹，烦满。

---

① 搢绅（jìn shēn 进申）：插笏于绅，后用于官宦或儒者的代称。搢，插；绅，古代仕宦者和儒者围于腰际的大带。

② 囊笥（sì 四）：袋子与箱笼，古代读书人多用以装书籍文稿。

③ 庸竖：指鄙陋之人。

④ 徂（cú 殂）：往，去。《尔雅·释诂上》："徂，往也。"

⑤ 轫发：发轫，拿开支住车轮的木头，使车前进，比喻新事物或某种局面开始出现。

⑥ 茅塞：被茅草堵塞，比喻思路闭塞。

⑦ 遄（chuán 船）征：急行，迅速赶路。

【防己】〔平〕温。疗风肿及中风手足挛急。

【秦艽】〔平〕微温。疗风无问久新，通身挛急。

【独活】〔平〕微温。治中诸风，湿冷，奔喘，逆气，皮肌苦痒《药性论》。

【芎䓖】〔温〕。主中风入脑，头痛，寒痹。

【羌活】〔平〕微温。主贼风，失音不语，多痒，血癞《药性论》。

【麻黄】〔温〕微温。治身上毒风，𤸷①痹，皮肉不仁《药性论》。

《蜀本》

鹿药：温。主风血，去诸冷，益老，起阳。

天麻：平。治诸风湿痹，四肢拘挛。

海桐皮：平。主②要③脚不遂、顽痹，腿膝疼痛《海药》。

蛜祁④。

威灵仙：温。主诸风，宣通五脏，去腹内冷滞、心膈痰水。

《药对》

枫香：平。治疹痒毒（臣）。

薏苡仁：微寒。主风，筋挛急，屈伸不得（君）。主风湿痹，下气。

萎蕤：平。治中风暴热，不能转动者（君）。

巴戟天：微温。治风邪气（君）。治一切风《日华》。

---

① 𤸷（qún 群）：指肢体麻痹。

② 主：反经堂本作“治”，义同。

③ 要：“腰”之古字，《说文》：“要，身中也。”

④ 蛜祁（yī qī 伊七）：又作蛜蝛、蛜威，即鼠妇。原文缺其药性。

侧子：大热。治湿风，大风拘急（使）。治冷风湿痹，大风筋骨挛急《药性论》。

鳖头血：治口僻（臣）。

山茱萸：平。治风气（臣）。主头风，风气去来，鼻塞，目黄，耳鸣，面疱。

淡竹沥及叶：大寒。主风癔疾（臣）。

牛膝：平。主风挛急（君）。

细辛：温。主风挛急（君）。主风湿，痹痛，死肌。

菖蒲：温（君）。并桂心大热吹鼻中，主风痞（君）。

梁上尘：微寒。以小豆大吹鼻中，治中风（使）。

葛根：平。治暴中风（臣）。治金创，中风，痉欲死，煮汁饮之，口噤不开，多服生葛根自愈《肘后》。

白鲜皮：寒。治风不得屈伸，风热（臣）。主头风。治一切风痹，筋骨弱乏，通小肠水气《日华》。

白薇：大寒。治暴风热，四肢急满，不知人（臣）。

《证类》

天门冬：平、大寒。主诸暴风湿偏痹，强骨髓。

附子：温、大热。腰脊风寒。

杜若：微温。主风入脑户，头肿痛，多涕泪出。

麦门冬：平、微寒。

羚羊角：温应作寒，微寒。治一切热毒风攻注《药性论》。主中风筋挛，附骨疼痛，生摩和水涂肿上孟诜。

犀角：寒、微寒。散风毒《药性论》。治中风失音，热毒风《日华》。

藁本：温、微寒。除风头痛，能治一百六十种恶风，鬼疰流入，腰痛冷，能化小便，通血《药性论》。

天雄：温、大温。主大风寒湿痹，历节痛，拘挛缓急。

黄芪：微温。主大风癞疾。

蒺藜子：微寒。治诸风，疬[1]疡，破宿血《药性论》。

葈耳实[2]：温，叶微寒。主风头寒痛，风湿周痹，四肢拘挛痛，恶肉，死肌。

菊花：平。主四肢游风，利血脉《日华》。

狗脊：平、微温。治男子女人毒风，软脚，邪气，湿痹《药性论》。

莽草：温。主风头痒，可用沐，勿令入眼。

柏子仁：平。主风湿痹，治风，润皮肤《日华》。

蔓荆子：微寒、微温。治贼风《药性论》。

当归：温、大温。主恶血内塞，中风，痓，汗不出。

乌喙：微温。主风湿，寒热，历节掣引腰痛，不能行步。

萆薢：平。主冷风□痹，腰腿不遂，手足惊掣《药性论》。

踯躅：温。主贼风在皮肤中淫淫痛。

栾荆：温。主大风，头面手足诸风。

辛夷：温。主风头脑痛。

小天蓼：温。主一切风虚羸冷，手足痹疼，无论老幼轻重，浸酒及煮汁服之。

干蝎：温。疗诸风瘾疹，及中风半身不遂，口眼㖞斜，语涩，手足抽掣。

乌蛇：温。主诸风瘙瘾疹，皮肤不仁，顽痹。

天南星：温。主中风，除痰，麻痹，下气，破坚积。

---

① 疬：即瘰疬。

② 葈（xǐ 喜）耳实：即苍耳子。

乌头：温、大热。主中风恶风，洗洗出汗，除寒湿痹。

白花蛇：温。主中风，湿痹不仁，筋脉拘急。

酸枣仁：平。主筋骨风，研末作汤服之《药性论》。

鼠粘子：平。除风伤。

牛黄：平。疗中风失音，口噤《日华》。

枳壳：微寒。主风痒，麻痹，通利关节。

牡荆子：微寒、平。根，主心风，头风，肢体诸风，解肌发表《唐本》引《别录》。

风之病人也，大率有三：有感而即发者；有既入人身，盘旋气血间，久乃成病者；有人身阳气自应风化为患者。感而即发，如伤寒、温热、时气等类是已；既入人身，盘旋气血间，久乃成病，如风眩、头面风等类是已。

此篇大旨为诸病提纲挈领，独于人身阳气自应风化为病者加详。何谓人身阳气自应风化？盖阴性凝聚，阳性发散，阴聚之，阳必散之，则阴阳固互相为用矣。然不有阴气凝聚，阳在内不得出，奋击为雷霆者乎？不又有阴气凝聚，阳在外不得入，周旋不舍而为风者乎？是故风者，阳气之变眚①也，其卦为巽。巽者，阴初凝而完聚，阳始退而矫强。强者力不能散聚之纫密，聚者偏不受强之提撕，于是相摇相曳，相摩相荡，而周旋不舍焉。而抑扬飘骤焉，必得雨而风乃息，雨固阴阳之既翕而化焉者也。

故夫人身之阳，在上则欲其与阴化而下归，在下则欲其化阴而上出。设使在上不与阴化，在下不能化阴，斯阳亢无以升

① 眚（shěng 省）：通“省”。《释名·释天》：“眚，省也。”

降，于是为出柙①之虎、失系之猿而穷而无归，咆哮狡狯，百变不已。

窥篇中大意，阳之郁者伸之，阳之劲者缓之，阴之结者破之，阴之竭者濡之。随其所在而泽阳，因其所近而招阴，增膏以定火之灺②，溉水以拯木之枯，总不出用阴和阳一语。就病以征药，即药以审病，纷纭胶扰之中，未始不可随处洞彻源委也。

风 眩

【菊花】〔平〕。主风头眩，肿痛，目欲脱，泪出。

【飞廉】③〔平〕。主头眩，顶重。

【踯躅】〔温〕。

【虎掌】〔温〕微寒。主风眩。主风眩目转《药性论》。

【杜若】〔微温〕。主风入脑户，头肿痛，多涕泪出，眩倒，目𥇒④。

茯神：平。疗风眩，风虚。

【茯苓】〔平〕。

【白芷】〔温〕。主头眩，目痒。

鸱头：平。主头风眩，颠倒，痫疾。

《蜀本》

伏牛花：主风眩，头痛。

---

① 柙（xiá 匣）：关闭猛兽的笼槛。

② 灺（xiè 泻）：古同“炧”，没燃尽的蜡烛。

③ 飞廉：别名为飞轻、天荠、伏猪、伏兔等。菊科飞廉属植物飞廉和藏飞廉。

④ 𥇒（huāng 慌）：目不明。

《药对》

芎䓖：温（臣）。

防风：微温。主头眩颠倒，火风湿痹（臣）。主大风，头痛，恶风。

人参：微温。主头眩转（君）。

兔头骨：平（臣）。主风眩，巅疾。

《证类》

蔓荆实：微寒。主风头痛，脑鸣，目泪出。

薯蓣：温、平。主风头，眼眩。

术：温。主风眩，头痛，目泪出。

蘼芜[①]：温。头中久风，风眩。

阳在上不与阴化，在下不能化阴，均之风也。何以在下之风有肠风、胃风则为飧泄也，又有风秘、风燥则为便艰也？在上之风，有卒仆无知、痰涎涌逆也，又有头风眩痛、涕洟[②]唾泪也？此不特有浅深之殊，抑亦有开闭之异。盖阴之锢者阳必郁，则阴固锢阳，而阳亦烁阴也。阴之漏者阳必动，则阴固背阳，而阳复迫阴也。故夫闭者益闭，开者愈开。闭者之致毙，是阴竭阳亡；开者之及危，乃阴离阳决。虽然闭之弊，断有甚于开，试思风头眩痛，非卒倒无知之轻者乎！痰涎涌逆，非涕洟唾泪之甚者乎！

然参绎前篇与此篇义旨，又有以知闭者宜醒阴，导阴以济阳，开者宜顺阴，和阴以平阳，为同中之异矣。顺阴、和阴以平阳奈何？试以烛炧则泪垂，波荡则舟旋证之。夫烛炧泪垂者，

---

① 蘼（mí 迷）芜：芎䓖的苗。

② 洟（yí 姨）：鼻涕。

咎在阳而不在阴；波荡舟旋者，咎在阴而不在阳。但风息则非特烛不炮，即波亦不荡矣。是岂不可并合而论？然不有膏不坚而烛垂泪者乎？不有水激搏而舟旋转者乎？水激搏而舟旋转，是地势之倾攲[1]也；膏不坚而烛垂泪，是气候之过暖也。疗风无藉乎崇土，此篇偏叠隶以参、术、薯蓣。疗风何资于渗利，此篇乃并列以茯神、茯苓。而菊花之苦平而降，蔓荆之辛寒而升，术之苦温而守，性殊楚越，而收泪之功则同，其可谓顺阴气使就下，和阴气使归壑，平阳气使宁谧者非耶？考仲景治眩多著意于水与饮，故苓桂术甘汤、真武汤、五苓散、泽泻汤，均不得谓为治风，则风眩之必兼治水从可识矣。

头面风

【芎䓖】〔温〕。除面上游风去来，目泪，多涕唾，忽忽如醉。

【薯蓣】〔温〕平。主头面游风。

【天雄】〔温〕大热。疗头面风去来，疼痛。

【山茱萸】〔平〕微温。除面上疮，主能发汗《药性论》。

【莽草】〔温〕。

【辛夷】〔温〕。治面肿引齿痛。

【牡荆子】温。

【蔓荆子】〔微寒〕平、温。久服令人光泽脂致。

藁本：温、微温、微寒。长肌肤，悦颜色，辟雾露，润泽，可作沐药、面脂。

蘼芜：温。

菜耳：温。

① 攲：音义同“倚”。倾斜。

《蜀本》

何首乌：微温。疗头面风。

《药对》

皂荚：温。主风眩（使）。

巴戟天：微温。主头面风（君），疗头面游风。

白芷：温。主头面风（臣），可作面脂。

防风：温。主头面来去风气（臣）。

蜂子：微寒、微温。主面目黄，久服令人光泽好颜色。

《证类》

杜若。

葈耳实：温。叶：微寒。

头面风亦在上之风也，其主治多用温升，核以阳在上不与阴化之义相悖否？夫岂知头面风固在上，其所以然却在下哉。《灵枢·邪气脏腑病形》篇：黄帝曰：首面与身形，属骨连筋，同血合气，天寒则裂地凌冰，或手足懈惰，然而其面不衣何也？岐伯对曰：十二经脉，三百六十五络，其血气皆上于面而走空窍，其精阳气上走于目而为睛，其别气走于耳而为听，其宗气上出于鼻而为臭，其浊气出于胃走唇舌而为味，其气之津液皆上熏于面，而皮又厚，其肉坚，故天热甚，寒不能胜之也。

是岂非其末在上，其本在下欤？巢氏曰：头面风者，诸阳经脉为风所乘也。诸阳经脉上走于头面，运动劳役，阳气发泄，腠理开而受风，谓之首风。

是岂非招风取中之故欤？观篇中一则曰游风，再则曰去来，讵非其病既不常在，亦不竟除，来本无期，去亦无迹。其来也，或目泪、或涕唾多、或忽忽如醉、或头痛、或生疮、或肿、或不光泽、或面目黄色。其去也，倏然若失，则其阳气暂弛而病生，稍张而病罢。犹可不使阳化在下之阴，令上出而为光泽脂致，以长肌肤、润颜色乎？是其于风眩，一则水乘风以上激，一则火委顿而不上炎，乌可同日语也？

然机关既在下，何以不病于下而病于上？夫适所谓阳不固而非阳衰，阳衰则病于下矣。然至用天雄不可不谓阳衰，是则有说焉。夫远行劳力，汗出于肾，经有明文。运动劳役，而至阳气发泄，不能不谓伤自肾始。而阳之发泄有多端，其已发而未泄者，则因其上而越之矣。若已发已泄，继踵而不止，慓悍而难禁者，能不按而收之乎？若发泄过甚，根柢将倾者，能不因其衰而彰之乎？夫固难以一途论也。充阳以运阴滞，散火以靖阳气，息风以奠阳位，和阴以达阳光。名曰治阳，实以治阴中之阳；名曰治下，实以使自下而上。推其变而会其元，古人之用意密矣哉！

中风脚弱

【石斛】〔平〕。主脚膝疼冷痹弱。

【石钟乳】〔温〕。疗脚弱疼冷，下焦伤竭。

【殷孽】〔温〕。主脚冷疼弱。

【孔公孽】〔温〕。主腰冷，膝痹，毒风《药性论》。

【石硫黄】〔温〕大热。主脚冷疼弱无力。

【附子】〔温〕大热。脚弱冷疼，不能行步。

豉：寒。主虚劳喘吸，两脚冷疼。

丹参：微寒。腰脊强，脚痹，除风邪、留热。

【五加皮】〔温〕微寒。疗躄[1]，小儿不能行，女人腰脊痛，两脚疼痹。主贼风伤人，软脚，𦟛[2]腰《药性论》。

竹沥：大寒。

【大豆】〔平〕。豆黄，主湿痹膝痛孟诜。

【天雄】〔温〕大温。主关节重不能行步，除骨间痛。

侧子：大热。风痹，历节，腰脚疼冷。

《药对》

木防已：平。治挛急（臣）。治男子肢节中风，毒风，不语。主散结气拥肿《药性论》。

独活：微温。主脚弱（君）。主手足挛痛，劳损《药性论》。

松节：温。治脚膝弱（君）。主久风，风虚，脚痹疼痛。

牛膝：平。治痛痹。治腰膝怯软冷弱《药性论》。

《证类》

胡麻：平。

中风脚弱之候与头面风适相对照，其治自应推在上之阳，回入阴中以强之已耳，乃复列入性寒通利者过半，是何故欤？夫既曰“弱”，则非拘急挛缩可比，却甚有似于痿。既曰“脚”，则非头项身体尽然。又不全系于风，何则？风性善行，不能但驻一处，弱者，筋弛而不束骨也。《生气通天论》曰：湿热不攘，大筋软短，小筋弛长。软短为拘，弛长为痿。又曰：有伤于筋，纵，其若不容。《痿论》曰：心气热则下脉厥而上，上则下脉虚，虚则生脉痿，枢折挈，筋纵而不任地。果尔，则行湿以去热，使阴得以上济；通血以导气，使阳得以下蟠，而

---

① 躄（bì 闭）：指瘸腿，足不能行。《玉篇·足部》：“躄，跛甚者。”
② 𦟛（guì 贵）：同䐨，腰部突然作痛。《玉篇·肉部》：“䐨，腰痛。”

自上下。下之化通矣，又乌得但恃引火回阴之一端耶！然则直曰“痿”可矣，何得命之曰“中风”？夫风，固阴性凝聚，阳在外不得入，则与之周旋不舍而为者耳。特凝聚之中，果何气哉！试思气交之令，天气迷蒙，地气抑遏，土木生润，阶础流浆，非阴之凝聚湿与热耶！而旋即雷雨洊[1]至，必首御以风，是风非湿与热凝聚而生者耶？乃是时也，胶柔弦弛，任是坚脆之物必转湿润焉。则所谓中风脚弱，非飘扬凄掩之风，亦非掀天刮地之风，直是酝酿于湿与热中，欲出而未得出，欲息而不得息者。彼痿则虽间亦有挟湿如所谓肉痿者，余则均系热灼阴消，皮毛、血脉、肌肉、筋膜、骨髓直干枯焉耳。此风与痿之所攸分，即本书不载痿之由已。

再核篇中凡性温者，所主必云冷云痛，间有性平性寒者，所主亦有疼与冷焉。是其转移阴阳之浮滞，散发阴阳之抑郁，畅达生气之留连，拨正经脉之违逆，具握化机，力专效捷，自有常理于中，而非可以常情测者，尤宜具眼观也。

久风湿痹

【菖蒲】〔温〕平。主风寒湿痹。

【茵芋】〔温〕微温。诸关节风湿痹痛。

【天雄】〔温〕大温。主大风，寒湿痹，历节痛，拘挛缓急。

【附子】〔温〕大热。主寒湿踒躄，拘挛，膝痛。

【乌头】〔温〕大热。除寒湿痹。

【细辛】〔温〕。主风湿痹痛，死肌。

【蜀椒】〔温〕大热。逐骨节皮肤死肌，寒湿痹痛。

---

① 洊（jiàn 见）：至。《说文》：“水至也。”

【牛膝】〔平〕。主寒湿踒痹。

【天门冬】〔平〕大寒。主诸暴风湿偏痹。

【术】〔温〕。主风寒湿痹。

【丹参】〔微寒〕。除风邪，留热。

【石龙芮】①〔平〕。主风寒湿痹，心烦，邪气。

【茵陈蒿】〔平〕微寒。主风湿，寒热，邪气。

松叶：温。主风湿，疮，生毛发。

松节：温。主百节久风。

侧子：大热。主风痹，历节。

《药对》

薏苡仁：微寒。主中风，湿痹，筋挛（君）。

踯躅：温。治风（使）。主贼风在皮肤中淫淫痛。

柏子仁：平。主风湿痹（君）。益气，除风湿痹。

独活：微温。治风，四肢无力拘急（君）。

《证类》

天门冬：平、大寒。

葈耳实：温，叶微寒。主风湿周痹，四肢拘挛痛。

蔓荆子：微寒、微温。主湿痹拘挛。

“痹”之训为冷疾《荀子·解蔽篇》注、为湿病《说文》，则风者其冷湿之所化欤？是盖不然。若本无风而风为冷湿所化，则《痹论》不得云有风气胜者矣。然则此篇但云风湿，而不云寒，则寒者得无风湿之所化欤？是又不然。《痹论》云：风寒湿三气杂至，合而成痹。则为病之由，固三者兼受矣。曰杂至，谓错

---

① 石龙芮：别名黄花菜、水堇、鬼见愁、野堇菜、黄爪草等。为毛茛科植物石龙芮的全草。

杂而至，不拘孰先孰后也。曰胜，谓其气较之他气为盛也。曰行、曰痛、曰着，则病之情状已该其中矣。然则篇中以缓急、淫淫周痹为风胜；以拘挛、历节、偏痹为湿胜；以痛为寒胜。而治风以散，治寒以热，治湿以渗可矣，何为乎寒热杂陈，通补互用，岂痹亦有属虚属热者哉？

夫风为阳，寒为阴，湿为阳中之阴，则邪既有阴阳矣，何况人身亦有体质之不齐、阴阳之偏旺、气候之胜复，而感触动荡于其间，岂能执一以为则，而无脏腑之违从，气血之消长耶！故曰痛者寒气多也。病久入深，营卫之行涩，经络不疏则不通，皮肤不营则为不仁。阳气少，阴气多，与病相益，故为痹寒；阳气多，阴气少，病气胜，阳遭阴，故为痹热。其逢湿甚者，阳气少，阴气盛，两气相感，故汗出而濡也。

又曰：痹在于骨则重，在于脉则血凝不流，在于筋则屈不伸，在于肉则不仁，在于皮则寒，具此五者则不痛。凡痹之类，逢寒则急，逢热则纵，据此则又岂得按其始以定治乎！然则何以不及五脏诸痹之治？夫篇中除烦、平喘、通利血脉、养营定惊、伸引筋骨、下气止呕之物，亦何尝阙，顾谓不治五脏痹耶？或谓仲景云：风之为病，当半身不遂，或但臂不遂者，此为痹。其辨严矣。何以篇中治痹之物，尽治风之物？夫此则邪之力有大有小耳。譬诸寇盗力大者，径情直行，无敢与忤；力小者，诱引相得，萃于一隅。然正其治化之端，通其出入之道，招徕其胁从，歼戮其巨魁，剿大剿小一也，焉用别乎！特风多猝然而至，痹每积渐乃成，故以久风湿痹标名，非谓更有骤风湿痹相对照也。

贼风挛痛

【茵芋】〔温〕微温。疗诸关节风湿痹痛。

【附子】〔温〕大热。主寒湿踒躄，拘挛膝痛。

侧子：大热。治冷风湿痹，大风，筋骨挛急。

【麻黄】〔温〕微温。主五脏邪气，缓急，风胁痛。

【芎䓖】〔温〕。主寒痹，筋挛，缓急。

【杜仲】〔平〕温。治肾劳，腰脊挛伛《日华》。

【萆薢】〔平〕。主腰背痛强，骨节风寒湿周痹。

【狗脊】〔平〕微温。主腰背强，机关缓急，周痹。

【白鲜皮】〔寒〕。主湿痹，死肌，不可屈伸。

【白及】〔平〕微寒。主贼风，鬼击，痱缓不收。

【葈耳】〔温〕。主风湿周痹，四肢拘挛痛。

猪椒：温。主风寒湿，历节疼。

《证类》

石斛：平。逐皮肌风痹《药性论》。

汉防己：平、温。主中风手足挛急。

《灵枢·贼风》篇：黄帝曰：夫子尝言贼风邪气令人病。今有不离屏蔽，不出室穴，卒然病者，何也？岐伯对曰：此皆尝有所伤于湿气，若有所堕坠，恶血留于内而不去；卒然喜怒不节，饮食不适，寒温不时，腠理闭而不通，其开而遇风寒，则血气凝结，与故邪相袭而为寒痹。其有热则汗出，汗出则受风，虽不遇贼风邪气，必有因加而发焉。帝曰：夫子之所言，皆病人所自知也。其毋所遇邪气，又毋怵惕之所志，卒然而病者，何也？惟因有鬼神之事乎？岐伯对曰：此亦有故邪留而未发，因而志有所恶及有所慕，血气内乱，两气相搏，其所从来者微，视之不见，听而不闻，故似鬼神。据此则贼风者卒然而发，正与风湿痹之积久乃成者相反矣。顾贼风未必尽为挛急，挛急未必尽由贼风，则贼风挛急者，其如飞尸，如鬼击，不假有因，卒然而发之挛急欤？

然前此种种，诸风篇未必竟无挛急，此篇种种诸证，又未尝皆挛急。谓前此诸挛急非卒然而得则可，谓今此卒然得者，虽不挛急，亦得命为贼风挛急可乎？然核此篇，仅痱缓不收、皮肌风痹两者无挛急，余则不可屈伸，机关缓急，缓急风胁痛，关节风湿痹痛，皆挛急也。矧痱缓不收上，明著贼风、鬼击耶！惟卒然得者与不卒然得者，所主药物大同小异，是则宜参究耳。虽然论病则当严别所由，论治却宜实据现在，使风以阴阳不合化而病者，必推前此五载十年曾患感冒以为据，是犹历家之推历元，纵有合而无相干涉也。但是见气之壅滞，则调其气；见血之泣涩，则和其血；见痰之涌逆，则利其痰；见湿之阻碍，则行其湿。风之由外入者，鼓舞元气以驱而散之；风之由内成者，提曳阴阳以和而息之。纵是骤然而得，积久而成，能外是哉！且前此诸篇，有和血者矣，有行湿者矣，而未宣明其所以然，得此《贼风篇》一证，而后所以和血，所以行湿，乃能了如指掌。则所谓喜怒不节，饮食不适，寒温不时，及志有所恶或有所慕，检前此诸篇，亦未尝不有互相吻合者，总在临时进退推移以求其合，而无失之拘执，无失之附会，斯可矣。

暴风瘙痒

【蛇床子】〔平〕。主大风身痒，煎汤浴之《药性论》。

蒴藋：温。主风痒，瘾疹，身痒，湿痹。

乌喙：微温。主丈夫肾湿阴囊痒。

【蒺藜子】〔温〕微寒。主身体风痒。

【景天】〔平〕。主风疹，恶痒。

【茺蔚子】〔微温〕微寒。茎主瘾疹痒，可作浴汤。

【青葙子】〔温〕寒。主邪气，皮肤中热，风瘙，身痒。

枫香脂：平。主瘾疹，风痒。

【藜芦】〔寒〕微寒。主头疡，疥瘙，恶疮。

《蜀本》

乌蛇：平。主诸风瘙疹疥，皮肤不仁，顽痹，诸风。

《药对》

葶苈子：寒。主暴风（使）。主暴中风热，痱痒。

枳实：微寒。主大风在皮肤中痒（君）。主大风在皮肤中如麻豆苦痒。壳茎，主身瘾疹，煮水洗（臣）。

《证类》

枳壳：微寒。主风痒，麻痹。

仲景云：太阳病，得之八九日，如疟状，发热恶寒，热多寒少，脉微，面反有热色者，未欲解也。以其不得小汗出，身必痒。又云：寸口脉迟而缓，迟则为寒，缓则为虚，营缓则为亡血，卫缓则为中风，邪气中经则身痒而瘾疹。又云：脉浮而洪，浮则为风，洪则为气，风气相搏，风强则为瘾疹。身体为痒，痒则为泄风，久为痂癞。气强则为水，难以俯仰。巢氏云：游风在于皮肤，逢寒则身体疼痛，遇热则瘙痒。又云：人身皮肤虚，为风邪所折，则起瘾疹。据是则风瘙痒证均系营卫有邪，或寒为热折，热为寒折，欲内不得，欲出不能故耳。夫心主营，肺主卫。热折者，病关于心营，故血脉不咸而为癞；寒折者，病关于肺卫，故气机沸逆而为水。此篇中所列，除诸治下体湿痒外，余皆行心肺之物矣。然行气者倍多，利血者绝少，则以诸痛痒疮虽属心火，但痒究在皮肤，皮肤间气既行，病气已难驻趾，任是血脉间尚有邪气涌出，亦可随气而行，竟使不能更聚，惟其瘙痒本涉于阴，借阳分为藏纳者，则宜从阳分透达其阴滞，以为扫地无余之计，且病原系暴起，则若是者，本无多耳。要之暴风瘙痒与贼风挛急均是暴病，而一病于阳，一病于阴。病于阴，故用搜逐之物多；病于阳，故用疏利之物多，已属两相对待，又相并而对待。夫久风湿痹为卒然而得，积久乃成之规模，治风者七篇，其脉络条理如此，统会而观之，则非特久暂之分可明，即上下内外之别，均了如指掌矣。

伤寒

【麻黄】〔温〕微温。中风，伤寒，发表，出汗，去邪热气。

【葛根】〔平〕。伤寒，中风，头痛，解肌，发表，出汗，开腠理。

【杏仁】〔温〕。时行，头痛，解肌，心下恶。

前胡：微寒。伤寒，寒热，推陈致新。

【柴胡】〔平〕微寒。伤寒，心下烦热，诸痰热结实，胸中邪逆。

大青：大寒。时气，头痛，大热口疮。

【龙胆】〔寒〕大寒。时气，温热，热泄下利。

【芍药】〔平〕微寒。时行寒热。

熏草：平。主伤寒，头痛，上气，腰痛。

升麻：平，微寒。时气，毒疠，头痛，寒热。

【牡丹】〔寒〕微寒。时行，头痛，客热。

【虎掌】〔温〕微寒。

【术】〔温〕。

【防已】〔平〕温。伤寒，寒热，邪气，利大小便。

【石膏】〔微寒〕大寒。时气，头痛，身热。

【牡蛎】〔平〕微寒。伤寒，寒热，惊恚怒气。

【贝母】〔平〕微寒。伤寒，烦热，淋沥，邪气。

【鳖甲】〔平〕。

【犀角】〔寒〕微寒。伤寒，温疫，头痛，寒热，诸毒气。

【羚羊角】〔寒〕微寒。伤寒，时气，寒热，热在皮肤，温风注毒，毒在骨间。

葱白：平。伤寒，头痛。

豉：寒。伤寒，头痛，寒热，烦躁，满闷。

人溺：寒。寒热，头疼，温气。

芒消：大寒。主时疾，壅热《药性论》。

生姜：微温。伤寒，头痛，鼻塞。

《药对》

瓜蒌：寒。主烦热，渴，发黄（臣）。茎叶，疗中热，伤暑。

葱根：寒。主头痛，发表（臣）。

大黄：大寒（使）。温瘴，热疾，利大小便《日华》。

雄黄：平（君）。

白鲜皮：寒。主时气，出汗（臣）。主时行，腹中大热，饮水大呼欲走。

射干：微温。治时气病，鼻寒，喉痹，阴毒（使）。

茵陈蒿：平、微寒。主发黄（臣）。通关节，去热滞，伤寒用之《拾遗》。

栀子：大寒（臣）。主时疾，除热及消渴，口干，目赤，肿痛《药性论》。

青竹茹：微寒。主头痛（臣）。温气，寒热，吐血，崩中，筋溢。

寒水石：大寒。主五内大热（臣）。主时气热盛，五脏伏热，胃中热，烦满，止渴。

水牛角：平。主温病（使）。疗时气，寒热，头痛。

紫草：寒。主骨肉中痛（臣）。

葈耳：微寒（臣）。主中风，伤寒，头痛孟诜。

虎骨：平。主伤寒。疗伤寒，湿气。

《证类》

知母：寒。疗伤寒，久疟，烦热，胁下邪气。

半夏：微寒。主伤寒，寒热，心下坚。

仲景纂《伤寒论》，用药几至百品，今且未得其半，果足尽伤寒之治耶？殆有说焉。《伤寒论》是曲邑其流，而此则疏瀹其源也。详《伤寒论》兼证，有风湿痹，有风眩，有水气，有下利，有大便难，有小便不利，有黄疸，有咳逆，有痰饮，有宿食，有腹胀满，有腹中鸣，有心下急结，有心烦，有喉痛，有吐血，有衄血，有耳聋，有目赤，有瘀血，有好眠，有不得眠。一一推明其传变之由，处以确当之治，兹则已各分门类，可别寻而得矣。惟溯其得之之病，曰伤寒，曰时行，曰中风，曰瘟疫，曰寒热，曰温瘴，曰温病，曰伤暑，以别其受病之故，而推其始得病时所隶之证，曰头痛，曰心下恶，曰胸中邪逆，曰大热、口疮，曰热泄、下利，曰惊恚怒气，曰淋沥、邪气，曰诸毒气，曰筋溢，曰骨中痛，以审定其缘何而连引及是，以订其治则而利导其阴阳，驯扰其偏驳，使不至传变无方，与《伤寒论》实互相为用而适相成者也。夫以寒遏阳而阳暴张，以热劫阴而阴骤耗。当其正气未动，固不难发越其寒以安阳，解散其热以存阴也。无如其来也，非一途；其宅也，非一处。何况勾引之者，藏匿之者，皆人身平昔失职之气血，乃相与合从连衡，根株蔓引，苟不分昆冈玉石。直谓将而必诛，则既患病之人，其无愆之阴阳，有几能不决裂溃败哉！故据其源令转相化，诱而使滞者开，郁者解，外者彻，内者通，就其素相入而入，因其故相和而和，于是不相浃①者浃，不相容者容，以致乎阳能纳阴，阴能附阳，而复其太和焉。试核篇中陈药，凡四十一味，其未经《伤寒论》用者，得二十一味，参二十一味之性情功用，皆在温暑、瘴疫、痰湿、毒火中，与伤寒之源迥别。其《伤寒论》常用而篇中阙如者，除诸兼证可别寻主治外，皆系温补填摄之物，则亦可悟。源异者，不可混施以求合；流同者，不必引绳以致歧。六淫之外加，二气之内戾，总在直据当时，无泥陈迹，则扬扢疏瀹，各尽其长耳。谓此篇补《伤寒论》之阙也可，谓此篇阐《伤寒论》之义也亦无不可。

大热

【凝水石】〔寒〕大寒。腹中积聚邪气，皮中如火烧。

【石膏】〔微寒〕大寒。口干舌焦，不能息。

【滑石】〔寒〕大寒。身热泄澼。

【黄芩】〔平〕大寒。诸热。

【知母】〔寒〕。消渴，热中。

【白鲜皮】〔寒〕。时行，腹中大热，饮水。

【元参】〔微寒〕。狂邪，忽忽不知人。

【大黄】〔寒〕大寒。肠间结热，心腹胀满。

【沙参】〔微寒〕。皮间邪热。

【苦参】〔寒〕。除伏热。

---

① 浃（jiā 夹）：浸渍，透彻。《尔雅释言》："浃，彻也。"

【茵陈蒿】〔平〕。除头热。

鼠李根皮：微寒。

竹沥：大寒。

【栀子】〔寒〕大寒。胸心大小肠大热，心中烦闷，胃中热气。

蛇莓：大寒。

人粪汁：寒。

【白颈蚯蚓】〔寒〕大寒。伤寒，伏热，狂谬，大腹，黄疸。

芒消：大寒。五脏积聚，久热胃闭。

《药对》

梓白皮：寒。除热（使）。煎汤洗小儿壮热，一切疮疥皮肤瘙痒。

地肤子：寒。主五内热，利小腹（君）。主皮肤中热气。

小麦：微寒。主胃中热（使），除热，止躁渴，咽干。

木兰皮：寒。主身大热，暴热，面皰（臣）。主身大热在皮肤中，去面热赤疱。

水中萍：寒。主暴热身痒（臣）。主暴热身痒，下水气。

理石：寒（君）。除营卫中大热，结热，解烦毒。

石胆：寒。主肝脏中热（臣）。

牛黄：平。主小儿热痫，口不开（君）。主惊痫，寒热，热盛狂痓。

羚羊角：微寒。主热在肌肤（臣）。

垣衣：大寒。主发疮。主暴热在肠胃。

白薇：大寒（臣）。主暴中风，身热，肢满，忽忽不知人。

景天：平。主身热，小儿发热，惊气（君）。主大热，火疮，身热烦，邪恶气。

升麻：微寒。主热毒（君）。除心肺风毒热壅《药性论》。

龙齿角：平。主小儿身热（臣）。角主惊痫瘛疭，身热如火。

葶苈：寒。主身暴热，利小便（使）。主身暴中风，热痱痒，利少腹。

蓝叶实：寒。主五心烦闷（君）。主天行热狂《日华》。

蜣螂：寒。主狂语，头发热（使）。主小儿惊痫、瘛疭、腹胀、寒热，大人癫疾、狂易、手足端寒。

楝实：寒。作汤浴通身热。主温病（使）。主温疾，伤寒，大热，烦狂。

荆沥：大寒。主胸中痰热（臣）。去心中烦热，小儿心热、惊痫《拾遗》。

大热即《伤寒论》所谓身热不恶寒，反恶热者也。果尔，则应隶之伤寒，不得别为条目，且阳明病虽身热，不恶寒，反恶热，其始得之一二日，必恶寒也。然则诸病皆有热，惟此病之热独盛，他病不足与侔者，方可谓大热欤！果尔，则仍应诸病为纲，而热乃其中一证。今观篇中所主均系热盛而他病生，非他病居先而热续增也。故夫大热者，虽有所在之不同，所本之或异，然终不恶寒，无休息。纵兼他病，然推其故，总由此而累及。乃得独标一目，自成一证耳。观夫内有所因而热独著于外，外有所因而热独逼于内，上有所因而热独伏于下，下有所因而热独浮于上，虽同为热而已各殊其分矣。何况内者，有在肠、在脏、在胃、在肝、在心肺、在胸中之异；外者，有在肌肤、有在皮间、有身痒、有发疮、有肢满之异；上者，有头热、有口干舌焦之异；下者，有伏热、有泄澼、有大腹黄疸、有小便不利之异。

若不因其轻而扬，因其重而减，有形者导之于内，有邪者渍形为汗，而但执寒因热用为治，可乎？虽然大热者，火盛也，火盛必济之以水，乃篇中病因有缘湿而热盛者，治法有利水而热除者，岂湿与水非但不足以息火之怒，而反足以资火之燃耶？夫水火之相济也，必其相和而后能相受，不和则两相拒而不相下，不受则两相贼而适相残，故病本不盛，以相拒而增，以相贼而剧。惟导去其相拒相贼者，而病于以减焉。非反也，所谓适事为故耳。然则均之湿热也，水自行而火自盛，如身热泄澼者，此又何说哉？夫身热泄澼者，垢污因热而积于中也。垢污因热而积于中，则澼者非特可涤垢，亦且可泄热。乃垢不去，热又不减，则其故不在流行之水火，而在留著之形质，阳无所入而转盛，阴无所交而自行。故其治必使形质能随气化，而后气化得行焉，又不可与寻常湿热并论也。

寒者热之，热者寒之，固经训也，第以谓如火之熯①水，水之沃火则非矣。何以言之？夫人身之阴阳，相须以为生，相违而致病。设病乎水者，以火熯之，水未竭则离火，而水仍病，水已竭则死矣；病乎火者，以水沃之，火未熄则水干，而火仍燃，火已熄则亦死矣。故治病之道，贵乎能使阴阳相入而相济以成和。相入之道无他，在乎能巽顺耳，故《易大传》② 曰：巽，入也。试核此篇之旨，或全阴以配阳，或化阴以从阳，或浥水以滋火，或迎火以致水。阴格阳而阳怒者，抉其阴而阳自畅；阳蚀阴而阴消者，裕其阴而阳自饫③，甚且引其至故所经

---

① 熯（hàn 汉）：干燥，热。
② 易大传：亦称《易传》或《十翼》。
③ 饫（yù 玉）：饱食之义。

行之道而阳通，导其至故所舒散之化而阳泰，而无一味逆折之意于其间。对待而观之，则以热治寒之道可知矣。推而广之，则宜补而用填塞之方，宜泄而行罄尽之计，救涸辙之鲋而抉西江之水，疗七年之病而求三年之艾，均可谓不识时宜，卤莽灭裂者矣。奈何从事于此者，不思丝丝入扣耶！或谓阴阳必相入而后得成和，是固然矣。第相入不徒恃巽顺也，如《易大传》虽以巽为入，《春秋传》之入犹可以顺释之欤？是何不可之与有。夫外之师而克入，必其内有衅；内之人既出而复得入，必其内有应。今试以篇中实证附之外师之入，虚证附之出者之入，焉有无衅而可攻，无应而得还者欤？衅者，民心之不顺其上而固结焉者也。应者，民心之不忘于我而系恋焉者也。因其不顺而损之，因其不忘而益者，非巽顺以入之之谓欤！说者谓尧舜是顺民之心，汤武是逆取顺守，然《易大传》不又曰：汤武革命，顺天而应人乎！是知成和必以相入，相入必以顺也。

劳复

鼠粪：微寒。时行，劳复。

豉：寒。

竹沥：大寒。胸中大热，烦闷。

人粪汁：寒。时行，大热，狂走，解诸毒。

《蜀本》

大黄：大寒。

葱白：平。

犀角：寒。

防己：平。

虎掌：温。

牡蛎：微寒。除营卫虚热，去来不定。

生姜：微温。

芒消：大寒。主时疾拥热。

《证类》

鳖甲：平。

柴胡：平、微寒。

麦门冬：平、微寒。

差后劳复，元气正伤，病体增病，自宜益剧，则堵御之方，补救之术，应加广矣，奈何仲景弁髦[1]视之？寥寥数则，且并阴阳易差后、劳复、食复之治胥在焉，可不谓太简乎！殊不知伤寒正病，外别六淫，内析六经，推极其变，固已毫无罅漏。但既系病愈复病，则必有复病着象，故更随象设法，以示人就地铲除之义。盖六经正文，已要其终，此则更原其始耳，倘不应时获验而更变幻披猖，不仍有六经正文在乎。是篇继述仲景之志，剖析仲景之义，尤妙在不即不离间，直谓全在藕断丝连，草蛇灰线处，遗下阴阳偏胜，随所激动而触发焉。故此数味之中，汗下清和无非当时对证之治，而跬步不离病后复病之旨，观其于由痰由湿，由热由蔽，在气在血，总若因陈干而发新枝者，可不谓脱胎仲景，别树新义者耶！要之复病之流，讵[2]止于是，倘别现他证，仍随证索治可矣。

---

① 弁髦（biàn máo 遍毛）：引申为鄙视。明·王世贞《顾母查太宜人述》："若奈何食先文康之泽而弁髦之？"清·钱谦益《微臣仰祈圣明洞鉴疏》："何敢于弁髦明旨，而肆无忌惮也。"

② 讵（jù 巨）：岂，怎。

温　疟

【常山】〔寒〕微寒。温疟，胸中痰结，吐逆。

【蜀漆】〔平〕微温。疟，腹中坚癥痞结。

【牡蛎】〔平〕微寒。温疟洒洒，惊恚怒气。

【鳖甲】〔平〕。温疟，血瘕，腰痛。

【麝香】〔温〕。温疟，辟恶气。

【麻黄】〔温〕微温。温疟，去邪热气。

大青：大寒。

【防葵】〔寒〕。温疟，惊邪狂走。

【猪苓】〔平〕。咳疟，利水道。

【防己】〔平〕温。温疟，热气，利大小便。

【茵芋】〔温〕微温。温疟，发作有时《药性论》。

【巴豆】〔温〕生温熟寒。温疟，癥瘕，结聚，坚积，留饮，痰癖。

【白头翁】〔温〕。温疟，狂□，寒热。

【女青】〔平〕。温疟，辟不祥。

【芫花】〔温〕微温。鬼疟。

【白薇】〔平〕大温。温疟洒洒，发作有时。

【松萝】〔平〕。痰热，温疟，可为吐汤。

《蜀本》

天灵盖：平。

荛花：寒。主伤寒，温疟。

茵陈蒿：平。主瘴疟《日华》。

《药对》

龟甲：平（臣）。疗痎疟。

小麦：微寒。

踯躅：温（使）。主温疟。

白蔹：微寒。主温疟，寒热（使）。主小儿惊痫，温疟。

茼藋根：温（使）。

当归：温。主疟寒热（君）。主温疟，寒热，洒洒在皮肤中。

竹叶：平。合常山煮，主孩子久疟极良。鸡子黄和常山为丸，用竹叶汤下，主久疟。

《证类》

桃仁：平。

乌梅：平。治疟方多用之。

雄黄：平、大温。

菖蒲：温。小儿温疟，身积热不可解，可作浴汤。

莽草：温。

目标温疟，举痎疟、瘴疟、鬼疟、疟寒热而胥附焉，何也？夫痎疟、瘴疟、鬼疟、疟寒热之混于温疟，犹时行、瘟疫、瘴热之混于伤寒矣。古人别病极严，凡相似而析者，不徒析也，必其同中有异；不相似而合者，不徒合也，必其异中有同。是故伤寒、时行、瘟疫、瘴热之合，以其皆属阴阳相拒。温疟、痎疟、瘴疟、鬼疟、疟寒热之合，以其皆属阴阳相争耳。夫阴阳相争，则分理其阴阳可矣，乃劫痰行水利湿之物且居其半，何者哉？殊不知此正分理阴阳微意所在也。《素问·疟论》大旨，邪藏骨髓之中，不与阳俱出，而随阴偕行，出则并于阳，以与阴争为热，复入则并阴，以与阳争为寒者，为温疟。阳加于阴，阳逐阴行者，谓之汗，则温疟之邪，固依水为行止者也。凄怆寒水，藏于腠理，复感于风，两气相搏，伏卫气经行之所，届卫气来，先受者先动，则风并于水而寒，后感者后动，则水并于风而热者，为疟寒热，必得汗而热始解，则疟寒热之邪，亦依水为行止者也。特温疟之汗当其始，疟寒热之汗当其终耳。《灵枢·五癃津液别》篇谓：天暑衣厚为汗，天寒衣薄为溺与气。则汗与小水，本系一气所化，而翕张于外，则有去有来，通输于下，则往而不反。是治疟者多半以劫痰、行水、利湿，又何疑焉。

观篇中即非劫痰、行水、利湿者，其旋转阴阳，每于阖辟翕张之处。缓其阳之怒以挠阴；而于结聚痞满之中，泄其阴之阻以激阳；其使外达者，又每跬步设防，俾能出不能复入，以就其彻底毕达之功。其与他外感为寒热者，界划分明，无少混淆，是其纲举目张，有条不紊，为何如哉！若夫瘴疟、鬼疟，即疟寒热之偶兼他疠者。痎疟，即疟寒热之久而不已者。皆阴阳相争者之支流余派，如瘅疟虽亦起落有时，即不入焉，则以其单热无寒，非阴阳相争耳，故斥之。

然则明人所创治疟方，谓使邪离于阴阳者，非极善之法欤？夫其所谓用风药之甘辛气清者，以升阳气，使离于阴而寒已；用苦甘寒，引阴气下降，使离于阳而热已者，是使阴阳相离，非使邪与阴阳相离也。使邪与阴阳相离犹可，言人身阴阳可使之相离乎？且《疟论》明言，疟由暑热气藏于营气之舍，寒水气舍于皮肤之内，而其所用甘辛气清风药，柴胡、升麻、葛根、羌活、防风，果可使藏于营气之舍者离乎？其所用苦甘寒，石膏、知母、甘草、粳米，果可使舍于皮肤之内者离乎？吾正恐其在外之阴邪愈加蔽痼，在内之阳邪益难升发，两气互阻，驯至寒不成寒，热不成热，决裂溃败耳。乌得云极善之法哉？嗟嗟！土苴①古法，刍狗②经方，非一日矣。太阳病，得之八九日，如疟状，发热，恶寒，热多寒少，一日二三度发，身痒者，与桂枝麻黄各半汤。服桂枝汤后，形如疟，日再发者，汗出必解，宜桂枝二麻黄一汤之文，何尝不在《伤寒论》，何尝不使邪气与阴阳相离。柴胡去半夏加瓜蒌根汤，治疟病发渴，亦治劳疟。柴胡桂枝干姜汤，治疟多寒微有热，或但寒不热之文，何尝不在《金匮要略》，亦何尝不使邪与阴阳相离。扩而充之，则皮肤之内邪气盛者，大小柴胡、柴胡桂枝、小柴胡加芒消、加龙骨牡蛎，亦何者不可用。予每于疟来时先呕者，用半夏泻心；吐泻交作者，用生姜泻心；胸痞下利者，用甘草泻心；汗多腹胀满者，用厚朴生姜甘草半夏人参；腹满痛者，用桂枝加芍药，皆应如桴鼓。

若更参此篇以逗引其阴阳，抉摘其巢窟，当益便利如指，而必杜撰成方，以示古法经方之可唾弃耶！且夫邪之阴阳与人身之阴阳不能不相从，犹水之必流湿，火之必就燥，不能强之使违也。况邪能与阴阳相并，而为旋转之枢耶。相并者能相入也，能相入，原系人身阴阳生化之机。故疟虽久多不致死，特能相入而不能相和，故每连月浃旬，不能骤解，以其开者自为开，阖者自为阖，而不能相顾耳。倘使阖中有开，能拒邪而不拒正，开中有阖，能入正而不入邪，斯开阖之间，阴阳日相联络，邪气日益零落，愈病之机遂可把握。故本篇之用介类，实皆取意于翕阚之中以挫其邪，较之取意于使邪与阴阳相离者，明眼观之，自有以知其不侔矣。

---

① 土苴（jū 居）：土芥。以之为土苴，比喻贱视。

② 刍狗：古代祭祀时用草扎成的狗，喻视之微贱。

卷之二

中　恶

【麝香】〔温〕。中恶，心腹暴痛，胀急，痞满。

【雄黄】〔平〕寒、大温。中恶，腹痛，鬼疰。

【丹沙】〔微寒〕。中恶，腹痛，毒气。

升麻：平、微寒。中恶，腹痛。

【干姜】〔温〕大温。中恶，霍乱，胀满。

【巴豆】〔温〕生温，熟寒。

【当归】〔温〕大温。中恶，客气，虚冷。

【芍药】〔平〕微温。中恶，腹痛，腰痛。

【吴茱萸】〔温〕大热。中恶，心腹痛，逆气。

【鬼箭】〔寒〕。中恶，腹痛。

桃枭：微温。中恶，腹痛，杀精魅。

桃皮：平。中恶，腹痛，胃中热。

桃胶：微温。中恶，疰忤《唐本》。

【乌头】〔温〕大热。

乌雌鸡血：平。中恶，腹痛。

《蜀本》

海桐皮：平。主霍乱，中恶。

肉豆蔻：温。主中恶，冷疰，呕沫，冷气。

蓬莪术：温。主心腹痛，中恶，疰忤，鬼气。

《药对》

牛黄：平（君）。主卒中恶。

芎䓖：温（臣）。主中恶，卒急肿痛。

苦参：寒（君）。主中恶，腹痛《药性论》。

栀子：大寒（臣）。主中恶，通小便《药性论》。

菓[①]耳叶：微寒（臣）。

桔梗：微温（臣）。主中恶。

桃花：平（使）。治恶气《日华》。

巢氏云：中恶者，卒然心腹刺痛，闷乱欲死也。按此与贼风均为卒发之病，第风系阴阳之偶愆，故钟于音声，发为飘骤，由腠理入筋脉而阻人营卫。此是阴阳之偏驳，故钟于臭味，发为激射，由口鼻入胸腹而隔人气血耳。其已中人也，又或为呕吐、或为肠澼下利、或为腹胀、或为霍乱，自当各按见证而求治。惟或着于阴而锢阳，或着于阳而逼阴，或着于血而闭气，或着于气而动血，种种不同，是以投其间抵其隙，或崇阳以化阴，或由阴以起阳，或通气以调血，或和血以行气。大率用苦辛温烈为主治，间之推荡以开其蔽，佐之升发以扬其遏，率之辟恶以夺其魄，杂之调和以缓其急。因其欲上而上之，因其欲下而下之，因其欲外而外之，因其欲行而行之，尽矣。

第此与心腹冷痛大同，不过彼系积渐而成，此由卒暴而得，以冷原天地之正气，恶是天地之沴气[②]。正气与正气自能彼此相容，不久可化乃痛而不已焉，则其人正气之不足尤盛，故治之者多以补而温。沴气与正气本不能相入，故随即激而发病，而治之者必相度其势而疏瀹利导之也。

奈何世之诊视二者，不目为急痧，即谓为肝气。急痧则用

---

① 菓：原作“臬”，臬乃麻，形近致误。

② 沴（lì 历）气：恶气，灾害。《广韵·齐韵》：“沴，妖气。”

金石开泄之剂，犹可开通闭塞，抉去秽气；肝气则用骫骳[①]利气之物，不能去病，适以导病游行他所。治病贵乎先正病名，厥有旨哉。

霍乱

【人参】〔微寒〕微温。霍乱，吐逆，调中。

【术】〔温〕。霍乱，吐下不止。

【附子】〔温〕大热。心腹冷痛，霍乱转筋。

桂心：大热。霍乱转筋

【干姜】〔温〕大热。霍乱胀满。

【橘皮】〔温〕。气冲胸中，吐逆，霍乱，止泄。

【厚朴】〔温〕大温。霍乱，腹痛胀满。

香薷：微温。霍乱，腹痛，吐下。

麕舌[②]：微温。主霍乱，腹痛，吐逆，心烦。

高良姜：大温。胃中冷逆，霍乱腹痛。

木瓜：温。霍乱大吐下，转筋不止。

《蜀本》

小蒜：温。归脾肾，主霍乱，腹中不安。

鸡屎白：微寒。

扁豆叶：主霍乱，吐下不止。

鸡舌香：微温。疗霍乱心痛。

豆蔻：温。山姜去恶气，温中，中恶，霍乱，心腹冷痛。功用如姜。

---

① 骫骳（wěi bèi 尾背）：曲折委婉。

② 麕（jūn 军）舌：亦作“麇舌”，药草名，生水中。

楠材：微温。主霍乱，吐下不止。

蓬莪茂：温。主霍乱，冷气，吐酸水。

肉豆蔻：温。主霍乱，中恶，冷疰，呕沫，冷气。

海桐皮：平。主霍乱，中恶。

《药对》

吴茱萸：大热（臣）。主霍乱，泻痢《日华》。

《证类》

丁香：温脾胃，止霍乱拥胀。

既云呕吐而利，名霍乱矣。复云：病发热，头痛，身疼，恶寒，吐利者，名霍乱。是霍乱之证，不特吐利，必且兼有表证矣。又云：利止，复更发热。又云：却四五日至阴经上，转入阴必利。又云：似欲大便而反失气，仍不利者，属阳明。见霍乱之证，吐利止后有表证不止者，且有实则入阳明，虚则入三阴者矣。

《伤寒论·霍乱篇》寥寥数策，而外自三阳，内至三阴，贯通周浃，传变分明，治法详尽，如此何容复赘一辞？乃兹篇更以药二十余味，命为通治霍乱，而仲景所不用者，十居其八，是果于仲景之书有关会否耶？盖呕吐暨下利，有因伤寒而致者，有不因伤寒而致者，则霍乱亦必如是矣。霍乱之有因伤寒而致，有不因伤寒而致，于何别哉？巢氏曰：霍乱者，挥霍之间，便致缭乱也。由人温凉不调，阴阳清浊相干，乱于肠胃，变发则心腹绞痛。心痛者先吐，腹痛者先利，心腹并痛则吐利俱发。实者，身发热，头痛，体痛；虚者，但吐利而已。其别有饮酒、食肉腥脍、生冷过度者，有居处不节者，有露卧湿地者，有当风取凉风冷袭之者，皆归于三焦，传于肠胃而作也。惟此则不特霍乱之或因伤寒，或不因伤寒，既可晓然，即此篇药品所主，亦将思过半矣。盖补虚有调中和中之物，去实有利气疏气之物，驱湿有散发渗利之物，达外有开拓经络之物，以及解酒辟腥，却寒除水。概欲肠胃间阴阳相顺而不相干，使廪于三焦，输于膀胱，是不特竟霍乱之委，抑且彻霍乱之源矣，于仲景书又何悖焉。

转筋

小蒜：温。

木瓜：温。

【橘皮】〔温〕。

【鸡舌香】温。

楠材：微温。转筋《日华》。

豆蔻：温。

香薷：微温。转筋，可煮汁顿服半升孟诜。

杉木：微温。

扁豆：微温。

【姜】〔微温〕。掌氏曰：《本经》朱字干姜温，墨字生姜微温，若从朱字则是干姜，即不当言微温；若从微温，则是生姜，即当作墨字。然二姜俱不主转筋，难以改正。

霍乱有因伤寒而致，有不因伤寒而致，固然矣。转筋有因霍乱而致，有不因霍乱而致，亦不易之理也。奈何此篇所陈药品，检核《本经》《别录》，多无主转筋明文，率有主霍乱名目，则一似转筋并由霍乱来者可乎？盖巢氏之言可征矣，云：大吐下后，阴阳俱虚，血气皆极，则手足逆冷而营卫不理，冷搏于筋，筋遂为之转。云：足太阳下，血气皆少则喜转筋，喜踵下痛，以血气少则易虚，虚而风冷乘之故也。是以时俗之发转筋，止有两端：一者由霍乱；一者老人夜卧足间不暖。而二者之来，一系吐下后，一系无病，又一则足筋转手筋亦转，一则及足不及手，皎然可辨也。惟篇中所列只及霍乱转筋，而不及老人转筋，此则应有说焉。

夫曰冷搏之、冷乘之，是冷气能及筋，筋畏冷气为之绞转，非冷能入之也。而皆云因血气之少，营卫之虚，则护卫失于外，葸[①]馁[②]存乎中，其情益著矣。然其虚也，有方病、方不病之殊。方病者摘去其病源，病已而转筋不能不已。方不病者，亦必求其所以虚之由，自当核诸虚劳腰痛等篇，若以虚劳腰痛等篇，暖下补益之物混于此中，则似霍乱转筋亦有温补之治。以霍乱者必转筋，老人者不皆转筋，故其治自宜界画分明耳。《霍乱篇》尚兼用补益，惟此篇则消暑祛湿温中利气，独不及补益。可见霍乱固有因虚而作者，第因虚而作者，多不必转筋。则此篇虽寥寥数味，又岂不足取证于《别录》《本经》，岂竟遂无间隙可寻，义旨可按耶！

呕　哕[③]

【厚朴】〔温〕大温。胃中冷逆胸中，呕不止。

香薷：微温。

麢舌：微温。

鸡舌香：微温。

【附子】〔温〕大热。

---

① 葸（xǐ 喜）：害怕，恐。

② 馁：空虚，贫乏。

③ 哕（yè 叶）：干呕。

小蒜：温。

楠材：微温。

高良姜：大温。暴冷，胃中冷逆。

木瓜：温。

桂：大热。咳逆结气，拥痹。

【橘皮】〔温〕。胸中瘕热，逆气冲胸中，吐逆。

《蜀本》

枇杷叶：平。卒畹不止，下气。

麝香：温。

肉豆蔻：温。中恶，冷疰，呕沫，冷气。

《药对》

青竹茹：微寒。主畹呕（臣）。

芦根：寒。生主畹，开胃，除噎哕不止《药性论》。

通草：平。主畹（臣）。心烦，哕，出音声。

生蘡薁①根汁：寒。

《证类》

人参：微寒、微温。胸胁逆满。

丁香：温。

术：温。

《说文》《玉篇》《广韵》皆无“畹”字，“畹”字始于《难经·第十六难》，曰：其病烦心，心痛，掌中热而畹，有是者心也。滑氏注云：畹，干呕也。夫畹之义为干呕，而此篇之

① 蘡薁（yīng yù 英玉）：落叶木质藤本植物，俗称野葡萄、山葡萄、山櫐。

目曰呕哕，若合为一贯，则呕哕连称，于义不可通，若分作两层剖，呕与干呕为二项，则呕又与下文呕吐条犯复矣。《诸病源候论》呕之目有六，曰干呕、曰呕哕、曰哕、曰呕吐，曰噫酢①，曰恶心。是干呕不能与呕同称之证，其诸为呕哕之讹欤？

《广韵》“哕”字读呼会切者，其义为鸟声，于此无涉；读于月切者，其义为逆气。而凡宛傍之䵷②菀③字，读于月纡④物于歇等切，则啘哕以声相近而为省体稔矣。况本篇通草下，《药对》云主啘，而《别录》则谓心烦哕出音声，非确不可移之证耶！呕哕云何？巢氏曰：胃受邪气则呕，脾受邪气则胀而气逆，遇冷折之，气不通则哕。《灵枢·口问》篇曰：谷入于胃，胃气上注于肺，今有故寒气与新谷气俱还入胃，新故相乱，真邪相攻，气并相逆，复出于胃，故为哕。是呕者，气上逆而有物；哕者，气上逆而有声，或先有声而继之以物，或既有物而复续之以声者，命曰呕哕，何为不可乎！

以是知呕哕有因气者、有因寒者、有因火者、有因水者、有因虚者。导气更横开直降、散泄通顺之不同；逐寒又温中暖下、开结通阳之各异；至于益津调中以退火、开解渗利以驱水、益气泄湿以补虚。篇中莫不随事而制宜，因利而乘便，要之皆直揭其原而小濬⑤其流，斯无盛盛虚虚之弊耳。《伤寒论》云：伤寒，大吐大下之，极虚复极汗出者，以其人外气怫郁，复与之水以发其汗，因得哕。所以然者，胃中寒冷故也。云：伤寒

---

① 噫酢（ǎi cù 矮醋）：胃里嗳气反酸。噫，胃里的气体从嘴里出来并发出声音；酢，酸味。

② 䵷（yuè 月）：黄黑色。

③ 菀（yùn 韵）：郁结，积滞。

④ 纡（yū 迂）：弯曲，绕弯。

⑤ 濬（jùn 俊）：疏通（河道、沟渠）。

哕而腹满，视其前后，知何部不利，利之则愈。《金匮要略》云：病人胸中似喘不喘，似呕不呕，似哕不哕，彻心中愦愦然无奈者，生姜半夏汤主之。云：干呕哕，若手足厥者，橘皮汤主之。哕逆者，橘皮竹茹汤主之。夫以水火相轧而病，以阴开阳入而愈，其常也而不知缕析条分，源同派异，有如本篇者，又焉得不揣切本篇义旨，而为仲景扩充微蕴耶！

大腹水肿

【大戟】〔寒〕大寒。十二水，腹满急痛。

【甘遂】〔寒〕大寒。大腹，疝瘕，腹满，面目浮肿。

【泽漆】〔微寒〕。皮肤热，大腹，水气，四肢面目浮肿。

【葶苈】〔寒〕大寒。邪水上出面目浮肿，下膀胱水。

【芫花】〔温〕微温。消胸中痰水，喜唾。

【巴豆】〔温〕生温、熟寒。留饮，痰癖，大腹水胀。

【猪苓】〔平〕。

【防已】〔平〕温。水肿，风肿。

【泽兰】〔微温〕。大腹水肿，身面四肢浮肿，骨节中水。

【桑根白皮】〔寒〕。水肿，腹满，胪①胀，利水道。

【商陆】〔平〕。水肿，痿痹，腹满洪。直疏五脏，散水气。

【泽泻】〔寒〕。逐膀胱三焦停水。

【郁李仁】〔平〕。大腹水肿，面目四肢浮肿，利小便水道。

【海藻】〔寒〕。腹中上下鸣，十二水气。

昆布：寒。十二水肿。

【苦瓜】〔寒〕。大水，面目四肢浮肿，下水，令人吐。

① 胪：上腹部。《广韵·鱼韵》：“胪，腹前曰胪。”

【小豆】〔平〕。下水，利小便。

【瓜蒂】〔寒〕。大水，身面四支浮肿，下水。

【蠡鱼】[①]〔寒〕。湿痹，面目浮肿，下大水。

【鲤鱼】〔寒〕。水肿，脚满，下气。

【大豆】平。逐水胀，除胃中热痹。

【荛花】〔寒〕微寒。下十二水，利水道。

黄牛溺：寒。水肿腹胀，脚满，利小便。

《蜀本》

海松子：小温。散水气。

《药对》

香薷：微温。主水肿（臣），散水肿。

谷米：微寒。主逐水肿，利小便（臣）。

通草：平。主利水肿及小便（臣）。

麦门冬：微寒（臣）。身重，目黄，心下支满。

椒目：寒。主除风水满（使）。

柳花：寒。主腹肿（使），风水，黄疸，面热黑。

雄黄：平（君）。

白术：温。逐风水结肿（君）。

秦艽：微温。主下大水（臣）。

水肿一证，支派甚多。在《素问》有肾风、风水、涌水之别。在《灵枢》有肤胀、鼓胀、肠覃、石瘕、石水之别。在《金匮要略》有风水、皮水、正水、石水、气水、血分、气分之别。在《诸病源候论》有水分、毛水、疸水、燥水、湿水、水

---

① 蠡鱼：又名鳢鱼、黑鳢、乌鳢、鲷鱼、文鱼。

癥、水瘕、水蛊、水澼之别。今以药三十三物概之，谓可挈其要领而尽其变欤？是固不可。然其命意所在，亦实有甚广大而极精微者，不可不察也。盖水者节制于肺，输引于脾，敷布于肾，通调于三焦膀胱，此其分焉者也。一处有病，则诸处以渐窒碍，乃遂成水，此其合焉者也。自其分者而言，则或始于喘呼，或始于胫肿，或廓于皮肤，或充于肠胃，或绷急于外而中空，或坚结于里而中实。自其合者而言，则均之一身支体面目洪肿已矣。就其合遡其分，而别其势之静与动、虚与实，验其机之上与下、出与入焉，以迎而夺之，适事为故，非已得其要领，遂贯其条目也耶！或谓《汤液醪醴论》所谓开鬼门、洁净府者，是治水之大纲。详篇中所列药品，大都皆属洁净府，而于开鬼门仅略及焉，不可谓偏而不全乎！

夫论治、论药自是二端，无容相混。就如《金匮要略·水气篇》，何尝不麻黄、桂枝、细辛、生姜间用，其黄芪、附子、甘草、石膏、芍药、杏仁、枳实用之，亦不一而足。又如《千金方》《外台秘要》等以兼喉中鸣而加白前、半夏，兼咳上气而加五味、干姜；兼小便癃闭而加石韦；兼癥瘕及澼而加麝香、牵牛、藜芦、苦参、狼毒、乌头、野葛、雄黄；兼满而加厚朴；兼结而加射干；兼热而加黄芩、大黄。用适其当，未尝不奏捷也。

而目之谓主水肿可乎！盖治必以方，方必该一病之全；药须求主，主必抵一病之隙。历绎自唐以前方书，固有治水而不用此篇之药者矣，未有他证不兼有水而用此篇之药者也。则彼此交互之处，岂无意义寓于其间乎！水证必小便不利，茯苓为利小便统领，《本经》载之，仲景遵用之，《别录》且一谓其主大腹淋沥，二谓其主水肿淋结。此独屏不载入，岂无故哉！夫松当生长之际，其气上行则质疏而叶散，色青而不彫[1]，及斩伐之余，其气下沦则疏变为坚，散变为整。故若松脂之主疽疮，松实之主风痹，松叶之主风湿，松节之主久风，皆病淫于躯体而不能散者。至茯苓之利水，则病结于中而不能下者。观其上行之气，于色为青；下行之气，于色则白，青主升而白主降，其能利水审矣。第茯苓之利水，固降水之结于中而不下者，若水而过顙[2]在山，汪洋盈溢，则非其所能降也。篇中诸味所主之证，不曰面目四肢浮肿，则曰腹满胪胀急痛。尽向上向横之水，是岂茯苓所能利，故《别录》所列不合之。

曰大腹水肿，而分之曰大腹淋沥、水肿、淋结。夫淋者，小便涩也，结则闭而难通，沥则通而不爽，大腹则气盛于水，水肿则水盛于气。曰大腹淋沥，见气不能化水。曰水肿淋结，见水不从气化。茯苓者，专行直道，令水道气通，使水随气化而下，是固的对相符之剂矣。而本篇不载，非漏也，亦非佚也。见其所主者淋而非主大腹水肿也，若载之，岂不嫌于能主上出横出之水乎！是故大腹水肿而淋沥淋结用之可也，不淋沥淋结用之无益也，此其不载之故欤！

然则泽泻、猪苓，非茯苓俦[3]欤！且其经文绝不及大腹水肿，乃得并列篇中，何也？夫水不畏其难于决泄，而畏其旁溢上出；不患其不从阳宣，而患其不从阴化。故凡水病，仲景收列之方，后人获效之法，用温用补者何限？此篇概不及焉，非匿也。盖以日暴水，以火熯水，原夫人知之，无烦更谆谆耳。

---

① 彫：通“凋”。草木零落。《说文通训定声·孚部》：“彫，叚借为凋。”

② 顙（sǎng 嗓）：嗓子、喉咙。

③ 俦（chóu 绸）：同类，侪辈。《字汇·人部》：“俦，众也。”

良以水体阳而用阴，性动而好静，试观天下巨川，凡归壑处必先汇为大浸①，复束而狭之，则其奔流就下，自无阻滞，不畏其更淤浊而淀②矣。猪苓所治之水，平流漶漫③，不搅亦浊，澄亦不清者也。而欲其从阴化，是犹使汇为泽，乃加束缚焉，以助其湍疾耳，是《本经》利水道之谓也。凡水中有热，则趋下必梗，以热欲上而水欲下也。其在人而应之以浊，并可见其非特热不得伸，水亦不得升矣。惟泽泻善使水中之气出于水上，气伸而水亦升，水中之精微升则其体质降矣，故《本经》称之曰消水，《别录》称之曰主消渴，而更谓为逐膀胱三焦停水也。夫膀胱属太阳，三焦属少阳。少阳为枢，太阳为开，惟阳盛而不开，缘枢折而不转，则其所蓄非热其谁？水以热停而欲逐之，自宜先转其枢，枢转而升降自遂矣。要而论之，泽泻所主，是水中之气不化，故于大腹水肿为要剂；猪苓、茯苓所主，是水不从气化，故应次之，而茯苓是水蓄于阴不从阳化，猪苓是水漫于阳不从阴化。以两者相较，则不从阳化者，其常；不从阴化者，其变。以是常者可略，变者不应略耳。

肠澼下利

赤石脂：腹痛，泄澼，下利赤白。

【龙骨】〔平〕微寒。泄利脓血。

【牡蛎】〔平〕微寒。涩大小肠，止大小便。

【干姜】〔温〕大热。肠澼下利。

【黄连】〔寒〕微寒。肠澼，腹痛，下利。

---

① 浸（qīn 亲）：湖泽。《篇海类编·地理类》："浸，泽之总名也。"

② 淀：浅水湖泊。《玉篇·水部》："淀，浅水也。"

③ 漶漫：磨灭，模糊。

【黄芩】〔平〕大寒。肠澼，泄利，逐水。

【当归】〔温〕大温。止利，腹疼《药性论》。

【附子】〔温〕大熟。下利赤白。

【禹余粮】〔寒〕。烦满，下赤白，小腹痛结，烦疼。

【藜芦】〔寒〕微寒。泄利，肠澼。

【檗木】〔寒〕。止泄利。

【云实】〔温〕。泄利，肠僻。

【矾石】〔寒〕。寒热，泄利，白沃[1]。

【阿胶】〔平〕微温。疗风，止泄。

熟艾：微温。止赤白利。

陟厘：大温。温中消谷，强胃气，止泄利。

【石硫黄】〔温〕大热。

【蜡】〔微温〕。下利脓血。

白蜡：久泄澼，后重见白脓。

乌梅：平。除冷热利。

石榴皮：平。疗下利。

【枳实】〔寒〕微寒。止利。

《蜀本》

使君子：温。疗湿利。

金樱子：平、温。疗脾泄，下利。

《药对》

白石脂：平。主水利（臣）。止腹痛，下水，小肠澼，热溏，便脓血。

---

① 白沃：妇人带下。

牛角鳃[1]：温。治利（臣）。止冷利，泻血《药性论》。

滑石：寒。主澼下（君）。身热，泄僻。

地榆：微寒。止血利。

桂心：大热。主下利（君）。

吴茱萸：大热。主冷下泄（臣）。

鲫鱼头：温。主下利。作鲙[2]，主久赤白利。

厚朴：温。主下泄，腹痛（臣）。泄利。

白术：温。主胃虚冷利（君）。

蜜：平。主赤白利（君），止肠澼。

龟甲：平。主下泄（臣），漏下赤白。

久舰谷：寒。在下利（使）。

薤白：主下赤白利（臣）。

白头翁：温。主毒利，止痛（使）。

猬皮：平。主赤白利（臣）。肠风，泻血。

蚺蛇胆：寒。主下□虫（使）。

柏叶：微温。主血利（君）。

蒲黄：平。主下血（臣）。

小豆花：平。主下利（使）。

曲：温。主腹胀，冷积，下利（臣）。消谷，止利。

猪悬蹄：微寒。主下漏泄（使）。

鸡子：平。主下利。卵白，主小儿下泄。

贝子：平。主下血。

白蘘荷：微温。主赤白利（臣）。

---

① 鳃（sāi 腮）：角中骨。

② 鲙（kuài 块）：鱼细切作肴馔。

葛谷：平。主十年赤白利（臣）。

赤羊脂：温。主下血（臣），合肾为羹，疗劳利《唐本》。

苁蓉：微温。主赤白下利（臣），除膀胱邪气，腰痛，止利。

赤白花鼠尾草：微寒。主赤白下利（使），下利脓血不止。白花者，主白。赤花者，主赤。

《证类》

赤地利：平。赤白冷热诸利。

桃花石：温。大肠中冷，脓血利。

肠澼、下利，显不同科。《释名》云"泄利"，言其出漏泄而利也。下重而赤白曰䐜[①]，言厉䐜而难也。是一病于通，一病夫塞，乌得以一物两绾[②]之耶！殊不知塞与通皆由于结。阴结而阳不足以破之，是以病乎通；阳结而阴不足以入之，是以病乎塞。故治利、治澼，不容苟同，解结辟途，仍归一辙。

此篇中用温剂燠寒滞，泄剂逐水停，所以既堪挽其过通，即得开其蔽塞也。而其批却导窾[③]，却又别有经纬。盖读《伤寒论》《金匮要略》而知其部署分析各有区域焉！曰久利，曰暴利而已矣。治久利者，乌梅丸是也；暴利者，复宜分上中下三停。所谓伤寒服汤药，下利不止，心下痞硬，服泻心汤已。复以他药下之，利不止，医以理中与之，利益甚。理中者，理中焦，此利在下焦，赤石脂禹余粮汤主之。复利不止者，当利其小便是也。合四方一法，而本篇原所载药已十得八九矣。再

① 䐜（zhì 滞）：同"瘈"。赤白痢。《广韵·祭韵》："瘈，赤白痢。亦作䐜。"

② 绾：贯也，系也。

③ 窾（kuǎn 款）：孔穴，空隙。

核之以热利、气利、清谷利、厥逆利、既吐且利、实结利，此中岂复更有余蕴哉！惟一篇之中，别有所因，一证之内，更有罅隙，故不得不穷其流，而指以归束。如病在血者、及开阖之不遂者、食物之不化者、径道之枯涩者，自当各有的对之治焉。其他兼外邪者，解其表而利自宁；因劳乏者，补其虚而漏自止，则又不待言而可识矣。

水利、久水利、赤利、久赤利、血利、久血利、赤白利、久赤白利、疳利，久疳利，此《外台秘要》方条目也。热利、冷利、疳湿利，此《千金方》条目也。太阳病，桂枝证，医反下之，利遂不止。太阳中风，下利，呕逆。太阳与阳明合病，必自下利。太阳与少阳合病，下利。伤寒，发热，汗出不解，心中痞硬，呕吐，下利。阳明少阳合病，必下利。太阴为病，腹满而吐，食不下，自利甚益，时腹自痛。自利不渴者，属太阴。少阴病，脉微，下利。少阴病，下利清谷，里寒外热。厥阴病，下之，利不止。伤寒，先厥后发热而利者，必自止，见厥复利。伤寒，始发热六日，厥反九日而利，后三日脉之，其热续在者，期之旦日夜半愈。此《伤寒论》条目也。统而绎之，一言新久、一言冷热、一言表里。其何以合之是篇而使有所适从乎！夫是篇者，所以尽其常；三书者，所以极其变。无是篇诸药，不足定下利之指归；无三书推原，不足知下利之委曲。此三书与是篇互相发明，还相成就处也。至三书旨趣，似若犹有歧者，然《千金》不云乎：利方万千，撮效七八，宏之在人。陟厘丸、乌梅丸、松皮散，暴利服之，何有不差？温脾汤、建脾丸，久利得之，焉能不愈？而陟厘等法载在热利，温脾等方隶诸冷利，是已可就新久而分冷热矣。况在《伤寒》《金匮》，玄机妙谛，如走盘珠，毫无窒碍，如植芎藭，逐节生根，而其归著仍有大纲挺然对峙。

则曰自利，因下而利也。自利者，不乘里不虚，因下而利者，不连表难治，何以故？曰：下利，脉沉弦者，下重也；脉大者，为未止；脉微弱数者，为欲自止，虽发热不死。曰：下利，有微热而渴，脉弱者，令自愈。曰：下利，脉数，有微热汗出，令自愈。设复紧，为未解。此自利乘里，可治之候也。曰：下利，手足厥冷，无脉，灸之不还，反微喘者，死。曰：少阴病，恶寒，身蜷而利，手足逆冷者，不治。此自利乘里，不可治之候也。曰：太阳病，下之后，其气上冲者，可与桂枝汤，如前法。曰：太阳病，下之，仍头项强痛，翕翕发热，无汗，心下满，微痛，小便不利，桂枝去桂加茯苓白术汤主之。此虽下而连表之候也。曰：动气在下，不可下，下之则腹胀满，卒起头眩，食则下清谷，心下痞。曰：咽中闭塞，不可下。下之，则上轻下重，水浆不下，卧则欲蜷，身急痛，下利日数十行。此因下而不连表之候也。虽然利之支流，庸讵止是，如脓血利、水饮利、寒热错杂利、热利、协热利，甚者有应下之利，且不一端焉，何也？盖病之情不一，病之变不一，病之迁延不一，病之驻足不一。若因乎热、因乎实而止者不行，行者不止，以至水不资火，火不运水，则舍下何以使热去而水得浥[①]土，水既浥土而火遂畅朗耶！夫然故下证多矣，多不云急下，而惟下利之当下者，每称急下，此可憬[②]然悟也。若夫以寒已热，以错杂对待错杂，其理皆甚易明，以驱饮除水，俾水去而利自止者，更不烦言矣。

---

① 浥（yì 异）：湿润。《说文·水部》："浥，湿也。"
② 憬（jǐng 景）：觉悟。《说文·心部》："憬，觉寤也。"

更有一言可明全局者，曰《千金方》之以利属脾脏也。夫脾不为土乎？利者，水土之不胶粘也。《素问·经脉别论》：食气入胃，散精于肝，淫气于筋；食气入胃，浊气归心，淫精于脉，脉气流经，经气归于肺，肺朝百脉，输精于皮毛，毛脉合精，淫气于腑，腑精神明，留于四脏，气归于权衡，权衡以平，气口成寸，以决死生。流转脏气，遍沾所合而不及脾肾，是可证食入于阴，气长于阳矣。饮入于胃，游溢精气，上输于脾；脾气散精，上归于肺，通调水道，下输膀胱，水精四布，五经并行，合于四时、五脏、阴阳，揆度以为常。则独重脾肾，夹辅以肺于三焦三焦、肺，通膀胱之道也而遍行阳道以泽阴，是可明饮入于阳，气长于阴矣。故《小戴礼·郊特牲》曰：凡食养阴气也，饮养阳气也。不可互相发明耶！土之于水也，能浥而后布；水之于土也，就范而后流。犹江河必行于地，设使地不足以堤水，为害者固水也，受害者其谁耶！土卑靡则水为洼积，而至盈必溃，舍培土何以使之相和；土刚硗[①]则水不沾，泄而无留必燥，舍垡土[②]何以使之相入；大寒凝冱[③]，凌结于上，土燥于下，舍温煦无从就和；大暑溽润，土既餍饫[④]，水遂漫溢，舍凉肃决难消落。此篇中用寒用温，厚土疏土，所以并行不悖。至若土之高下骤殊，水之奔驶莫挽，宜于置闸以蓄之；水之冲激所向，土之抵御难周，宜于加堤以护之，此篇中用涩用固之旨。更若土平水漫，待涸无期，何能不凿渠以导水；低土燥盼

① 硗（qiāo 悄）：地坚硬不肥沃。
② 垡（fá 乏）土：翻耕过的土块。
③ 冱（hù 互）：寒凝。
④ 餍饫（yàn yù 厌玉）：饱足。

泽维艰，何能不抑戽①为资，此篇中用疏泄、用滋柔之方也。他如缘虫聚而水碍流，因食滞而水被阻，血结②亦能致气涩，气涩遂足离水土之交，气漓亦能致血漓，血漓尽足解键锸③而溃，乌能不一一涉及脾肾哉！

大便不通

【大黄】〔寒〕大寒。荡涤肠胃，推陈致新，通利水谷。

【巴豆】〔温〕生温、熟寒。荡练五脏六腑，开通闭塞，利水谷道。

【石蜜】〔平〕微温。

【麻子】〔平〕。初食利大小肠，久食则否陈士良。

【牛胆】〔大寒〕。利大小肠《药性论》。

猪胆：微寒。

《证类》

朴消：寒、大寒。逐六腑积聚、结固、留癖。

芒消：大寒。五脏积聚，久热胃闭。

大戟：寒、大寒。利大小肠。

槟榔：温。逐水，除痰癖。

牵牛子：寒。治痃癖，气块，利大小便《药性论》。

郁李仁：平。治肠中结气，关格不通《药性论》。

以大便不通而用篇中诸味，皆可无藉思索，立得成验者，岂遂径情直行竟投之乎！抑犹当瞻顾详审乃用之也，予则谓下

---

① 戽（hù 互）：用取水用的戽斗、龙骨车等农具汲水。《广雅·释诂二》："戽，抒也。"

② 结：反经堂本作"涩"。

③ 锸（jué 决）：锁钥，喻枢要。

药终不可浪投。观仲景谆谆于不可下，至反复烦碎；而所谓当下之急下之者，脱口而出，又若断不容迟，则其故必有在矣。夫当下之证，莫多于《阳明篇》，以阳明之病为胃家实，正大便不通之谓也。然犹汗出多者不可下，小便多者不可下，不能食者不可下，脉缓弱者不可下，何况咽中闭塞者不可下，诸外实者不可下，脉浮大者不可下，病欲吐者不可下，诸四逆厥者下可下，面合赤色者不可下，心下硬满者不可下，又叠载于《不可下篇》耶！

虽然既已识其不可用，即不失其所当用，故夫大便不通而无以上诸证旁见侧出者，遂径情直行而用之，何患焉？以是观之，则篇中所载，已觉其谨严不苟甚矣。夫推寒荡热，两物之雄爽峻健，既已并峙于前，余非润以滑之，则血肉之品，苦以泄之而已，下药何限？岂独此区区哉！即唐氏所续，软坚逐水、导气开结，又岂无功相似性相近者，可以罗列备采耶？太阳病，寸缓关浮尺弱，其人发热，汗出，不恶寒而渴者，此转属阳明也。小便数者，大便必硬，不更衣，十日无所苦也。渴欲得水，少少与之，但以法救之。渴者，宜五苓散。伤寒五六日，头汗出，微恶寒，手足冷，心下满，口不欲食，大便硬，脉细者，此为阳微结，必有表复有里也，可与小柴胡汤。阳明病，本自汗出，医更重发汗，病已差，尚微烦不了了者，此大便必硬故也。以亡津液，胃中干燥，故令大便硬，当问其小便日几行，若本小便日三四行，今日再行，故知大便不久出，今为小便数少，以津液当还入胃中，故知不久必大便也。仲景于大便不通不下之下，不治之治如此，后人寻思于此而扩充之，即此篇治法亦自有在矣。

小便淋

【滑石】〔寒〕大寒。通九窍六腑津液，去留结，止渴。

【冬葵子及根】〔寒〕。主五癃，利小便。

【白茅根】〔寒〕。利小便，下五淋。

【瞿麦】〔寒〕。关格，诸癃结，小便不通。

【榆皮】〔平〕。大小便不通，利水道。

【石韦】〔平〕。五癃闭不通，利小便水道。

【葶苈】〔寒〕大寒。下膀胱水，伏留热气。

【蒲黄】〔平〕。心腹膀胱热，利小便。

【麻子】〔平〕。逐水，利小便。

琥珀：平。通五淋。

【石蚕】〔寒〕。主五癃，破石淋，解结气，利水道，除热。

【蜥蜴】〔寒〕。主五癃邪结气，破石淋，下血，利小便水道。

【胡燕】〔屎〕〔平〕。破五癃，利小便。

【衣鱼】〔温〕。妇人疝瘕，小便不利，又疗淋。

【乱发】微温。五癃，关格不通，利小便水道。

《蜀本》

林石暖：主石淋。水磨服之，当得碎石随溺出。

《药对》

车前子：寒。主淋，主气癃，止痛，利水道小便。

茯苓：平。主淋，利小便（君）。

黄芩：大寒。主利小便（臣），逐水，利小肠。

泽泻：寒。主淋，利三焦停水（君），消渴，淋沥，逐膀胱三焦停水。

败鼓皮：平。主利小便（臣）。

冬瓜：微寒。主淋，小便不通（君）。利小便，止渴。

桑螵蛸：平。主五淋，利小便（臣），通五淋，利小便水道。

《类证》

猪苓：平。利水道。

石燕：寒。以水煮汁饮之，治淋有效。

海蛤：平。治水气，浮肿，下小便《药性论》。

木通：平。通利九窍。

贝齿：平。主五癃，利水道。

说者谓《灵兰秘典论》言膀胱者州都之官，津液藏焉，气化则能出矣。故利小便者，在用温通以化膀胱之气。而巢氏则谓：肾虚、膀胱热乃为淋。两说正相歧也。夫巢氏固云：水入小肠，下于胞，行于阴，为溲便。肾气通于阴，阴为津液下流之道，若腑脏不和，则肾虚而膀胱热，热则津液溲，便遂数且涩，淋沥不宣，故谓之为淋矣。而泰西家则言：肾之情，热与湿；膀胱之情，冷与燥。且言腰体之内，有一穴以膜皮围用，为吸取血络、脉络、绑缚络，使溺液流通，乃以腰之驱德进于溺液之吸德，下至膀胱而泻焉，则出虽由于膀胱，而化气则系于肾。肾之热湿，正所以和膀胱之冷燥，且肾曰驱，膀胱曰吸，则是一脏一腑紧相接、递相和者也。若驱德不济，吸德遂优，于是热与湿者移于膀胱而道路不顺，津液内溢，故小便如粟状。小腹弦急，痛引脐中，以是篇中温剂竟少，而性寒者类以清膀胱之热，平者类以助肾之驱，斯亦知彼说虽异而无不可通矣。

然谓淋家不可发汗，发汗必便血，何也？请即篇中所列衣鱼、乱发论之。夫血水同源，并藉心火蒸化，其精者行于阴分为血，粗者行于阳分为溺，汗亦心之所布，而征之肾者也。故曰肾主五液，入心为汗。今心以强迫之剂，必欲作汗而征诸肾，肾方困于膀胱之吸而不能驱，其何能更输将不爽，于是心暴敛于下，膀胱不胜诛求，致所聚之热，所蓄之溺，并蒸迫化血下行矣。乱发之用，能使水火合德而化气，故血源浚而水自通，水道利而血自止；衣鱼之用，能化水湿于木气闭塞中，使从窍穴而达，故去疝瘕，即以通水道，利水道即以消疝瘕，淋家缘发汗而溺血，惟以是耳。

自其疲罢而言，谓之癃；自其艰阻而言，谓之淋。癃，罢病也《说文》。淋，懔也，小便难，懔懔然也《释名》。癃之虚者，溺多、汗多、泣多、唾多，气出而不反；其实者，溺秘、汗秘、目干、舌干，气结而不解。此其所以然，既见于《疏证》石韦下矣，而《病源》复列五淋之目，曰热、曰冷、曰气、曰沙、曰劳，病则似不相兼，治则多容相济者，盖癃之虚近于淋之劳与热，淋之沙与冷又近于癃之实，且两端皆有因气成病者，则本篇之并列五癃、五淋，非叠出，亦非混淆矣。况言治癃之下不言治淋，言治淋之下不言治癃耶！惟曰利小便、曰利水道、曰利小便水道、曰逐、曰下，则不得不缕析而鬯[①]其义焉。夫小便者，水道之委；水道者，小便之源。宜利小便者，必源清而委不顺；宜利水道者，必委道而源不继。利小便水道，则通彻源委之谓也，又何难竟其义哉！下，降平声也《史记·陈涉世家》蕲下索隐。调，降之也《史记·郦食其传》令下足下正义。逐，从也

① 鬯（chàng 畅）：通“畅”，畅通、流畅之义。

《楚词》河伯乘白鼋兮逐文鱼注。驰，逐也《文选·南都赋》群士放逐注。流，荡也《荀子·儒效篇》故风之所以不逐者注。以是论之，下者因其不顺，胁之使顺也。逐者，因其无力，助之推送也。然则曰通、曰利，又何以别之？夫通者，对不通而言，利者能通而不能便利如指也。是以篇中凡言下、言通者，其物多有力而迅；言利、言逐者，其物多宛转而和。以此权衡药之缓急，即以此科度病之虚实，则为癃、为淋之差别自明，而三焦、膀胱之通塞顺逆自见矣。

《素问·六节藏象论》、《灵枢》《终始篇》、《禁服篇》咸谓：人迎脉大四倍曰格，寸口脉大四倍曰关。关为溢阴，格为溢阳。人迎、气口脉并大四倍曰关格，关格之脉，羸不能极于天地之精则死。皆言脉而不言证。《难经·三难》曰：关以前者，阳之动，遂上鱼为溢，为外关内格，此阴乘之脉也；关以后者，阴之动，遂入尺为覆，为内关外格，此阳乘之脉也。《三十七难》曰：邪在六腑则阳脉不和，阳脉不和则气留之，气留之则阳脉盛矣。邪在五脏则阴脉不和，阴脉不和则血留之，血留之则阴脉盛矣。阴气太盛则阳气不得相营，故曰格；阳气太盛则阴气不得相营，故曰关。关格者，不能尽其命而死。此则明其理而犹未言其证。仲景曰：寸口脉浮而大，浮为虚，大为实，在尺为关，在寸为格，关则不得小便，格则吐逆。趺阳脉伏而涩，伏则吐逆，水谷不化，涩则食不得入，名曰关格。则言其证矣，而与本篇所治尚未尽符。巢元方曰：关格者，大小便不通也。大便不通谓之内关，小便不通谓之外格，二便俱不通为关格。由于阴阳气不和，营卫不通，故关格则阴阳气痞结，腹内胀满。气不行于大小肠，则大小便不通。又风邪在三焦，三焦约则小肠痛、内闭、大小便不通，日不得前后。《外台秘要》曰：《集验》云关格之病，肠中转痛，不得大小便。葛氏云：卒关格，大小便不通，支满欲死，二三日则杀人。姚氏云：风寒冷气入肠，忽痛坚急，如吹状，大小便不通，或小肠有气结如升大胀起，名为关格。则详于证，且与本篇之治合矣，却又不及乎脉。纷纷诸说，遂可联脉证为一贯耶！自其浅而言，则脉较大四倍为何如状？不能极天地之精为何如候？岂得以大小便不通一节概之？殊不知由大小便不通而胀满，由胀满而大小便益不通，上不得入，下不得出，又安能呼吸天地精气以为生？即葛氏亦谓二三日则杀人。又何能更尽其期以死？若是犹以为轻渺，必立毙之证乃得为甚耶！

虽然此非篇中瞿麦、乱发所治之关格也，欲求瞿麦、乱发所治之关格，则仲景所论其庶乎！盖寸口之脉浮为气虚，大为阳实，在上则阳越而气无以摄，在下则气馁而阳无以泄，所谓阳实而不能化气者也。故曰：在尺为关，在寸为格，关则不得小便，格则吐逆。观干姜、黄连、黄芩、人参之治格，即可以悟治关之法矣。而不曰不大便，自固与脉偏大四倍以上者异也。趺阳之脉伏为阳郁，涩为络虚，阳郁而欲达不得达则吐，络虚而阳不为之行，则脘中干而食不得入，曰此为关格，则并不重在小便之不利，而重在吐逆矣。络虚而气不行，阳实而气不化，其病皆涉于火。瞿麦，开火之腑气者也；乱发，化火之脏气者也，脏气化则血源浚而水自通，火腑开则水气清而火自散。故凡两物之用，固在脉之偏大偏小而实不得以四倍以上为准，其效固在通小便，又实不得以大小便并不通为准，且二物于关格之下，并继以不通字样，则凡篇中别物，下言其病曰不通，言其效曰通者，皆可以关格类推矣。

小便利

【牡蛎】〔平〕微寒。涩大小肠，止大小便。

【龙骨】〔平〕微寒。缩小便。

【鹿茸】〔温〕微温。主小便利。

【桑螵蛸】〔平〕。梦寐，失精，遗溺。

【漏芦】〔寒〕大寒。止遗溺。

【土瓜根】寒。止小便数，不禁。

【鸡肶胵】微寒。主小便利，遗溺，除热，止烦。

鸡肠草：微寒。止小便利。

《药对》

菖蒲：温。止小便（君）。止小便利。

蒟酱①：温。主尿不节（臣）。

《证类》

山茱萸：平。通九窍，止小便利。

小便利，实该小便多、小便不禁、小便数、遗尿四证。而四证者，惟小便数为有热，余则皆属阳衰。阳衰之中，又宜分作两端，如孩提之善遗尿，是阳气之未充也；老人之苦溺多，至夜尤甚，是阳之已竭也。大抵小便者，根于肾，行于膀胱。膀胱者，以气为用，气盛则中热而有纪律，经行者不敢不受其节制；气弱则中寒而不能自振，经行者遂不受约束，直达而过焉。是故小便数者，约束太过也；小便利者，径情直行也；小便不禁者，醒而不能约束也；遗尿者，昏而不能约束也。昏而

① 蒟（jǔ 举）酱：蒟子酱。蒟，蒌叶，胡椒科藤本植物，果实叫“蒟子”，可作酱。

不能约束，犹可俟醒，醒而不能约束，则直①阳之惫矣。然此皆常病，可于方书核证检方以求愈者也，此篇所载则更有启发元悟，醒惕灵机者在焉。

篇中大旨，小便之行固恃夫阴阳之相化，尤吃紧在土之浥渗。盖惟其浥，是以精华必留；惟其渗，是以形质必去。惟其当浥，是以有藉夫阳；惟其当渗，是以有藉夫阴。阴者，所以召阳使归，而行所当行，止所当止；阳者，所以布阴使溉，而内沾五脏，外透皮毛。且客热恃阴以消，孤阴恃阳以化，相裒②相益以底平成，此不更于《病源》《千金》《外台》前加一曳纲振领乎！况以水中多节之物，制水之无节，便而不溺之物，转溺而不便之为病。引而伸之，触类而长之，医中关键不益明了哉！虽然小便利之候，不得兼渴也，若兼渴则是消渴病，而非小便利矣。

漏芦，夫人知其能利水，此则曰止遗溺、小便利者，其患必在窍之通。此则曰山茱萸能通九窍，止小便利，又通五淋、利小便水道者，必与遗溺相违。惟桑螵蛸两者兼治是焉，知其能不适相反耶！是三者皆当详其兼证，按其气化而明之。夫漏芦春夏色白，届秋变黑，能化金为水，固治湿热之物也。乃主皮肤热而有恶疮、疽、痔、湿痹，是外之热不能入内以逐其湿，内之湿不能及外以和其热矣。膀胱者肾之表，而肌肤又膀胱之表，倘其病表里不相符，而水道不利者，是肾虚膀胱热，用此正以除表热而逐里湿。遗溺者，是膀胱虚冷不能约水，用此正以挽外热归里而约水。山茱萸花于仲春，实于初夏，必届冬乃

---

① 直：通“真”。

② 裒（póu 抔）：减去。《小尔雅·广诂一》：“裒，略也。”《玉篇·衣部》：“裒，减也。”

成，味酸性平，是能挽金水以涵木，回下降以为升之物也，乃主心下邪气、寒热、逐寒湿痹，是取其收中有发，发中有收矣。而更治头风，风气去来，鼻塞，目黄，耳聋，面疱而遗溺，是其一窍过通而诸窍皆闭，通其诸窍即所以治一窍之过通。桑螵蛸深秋生子，仲夏成形，是随阴之敛谧而藏，随阳之昌炽而出矣。《本经》以通五淋、利小便水道，列于伤中、疝瘕、阴痿、血闭之下，是欲其化阴之敛谧而从阳以出。《别录》以止失精、遗溺列于男子虚损、五脏气微之下，是欲其化阳之昌炽而从阴以藏。三者虽同工而异调，而中实有理焉如此。

溺血

【戎盐】〔寒〕。心腹痛，溺血。

【蒲黄】〔平〕。利小便，止血，消瘀血。

【龙骨】〔平〕微寒。主溺血。

【鹿茸】〔温〕微温。主溺血。

【干地黄】〔寒〕。主溺血，利大小肠。

《蜀本》

葱涕：平。主溺血。

《证类》

牛膝：平。逐[1]恶血留结《药性论》。

车前子：寒。叶主血瘕，下血，小便赤。止烦，下气。

柏子并叶：平、温。

世之引经义言溺血者，莫不以《气厥论》胞移热于膀胱为

---

① 逐：反经堂本作“主”。

据。特既曰癃溺血，则属血淋，非但溺血也。血淋必溺涩，溺血必溺自如。巢氏曰：心主血，血之行身，通遍经络，循环腑脏，劳甚则散失其常经，溢渗入胞而成血淋，是热淋之甚者。推其源，虽溺血之所由，原不外是别其类，实通塞之殊致矣。然则《痿论》所谓悲哀太过则胞络绝，胞络绝则阳气内动，发则心下崩、数溲血者，可为经义之准欤？是固脉痿之源，却亦溺血之鹄矣。然因劳悴而生火，与因七情而动阳，其所从来，纵有久暂之殊，而以阳搏阴，实无彼此。况胞脉者属心而络于胞中，证既不能离胞，情又不能离热，遂谓其竟相悬绝可乎？夫解结释缚必摘其纲，别嫌明微须穷其目，事固有本协黍铢，末殊寻丈者。此血淋、溺血证必不可不别，而治原无不可相同。况溺血已久，续以急涩，急涩先愈，旋复溺血者甚多耶！在此篇之理，固不必以此而费辞，但欲明病之所由然，则终不得不详乎此耳！盖血与水本同源，而有凝释之殊，其不归经络而自甘与水为伍，随其流行坎止者，不特化源有愆常度，必拥卫之土气，受盛之木气，均有不循其职焉。何但阴阳薄蚀，水火迫荡已哉！是故从水以凝之，从土以浥之，从阴以除其热迫，从阳以填其漏巵[①]。而土浥之中，复分从火中使之收摄，从水中使之和谐两涂。其所以如此者，缘《灵》《素》于此既言之未详，后世复无有推明之者。《千金》《外台》虽列多方，然亦不述其源，惟孙氏于第一方提明房劳伤中尿血。夫房劳而致伤中，必亦只系胞脉之不咸，彼之悲哀动中者，能使胞脉闭而月事不来，则此之胞脉开而血常自下者，自必因恣乐之过极，不参核至是，恐不特不能了此篇之旨，即《千金》《外台》诸方亦未能取之左右逢源矣，溺血云乎哉！

---

① 漏巵（zhī 只）：亦作“漏卮”。底上有孔的酒器，比喻精血漏泄。

卷之三

消 渴

【白石英】〔微温〕。主消渴，阴痿不足。

【石膏】〔微寒〕大寒。止消渴，烦逆，口干，舌焦，不能息。

茯神：平。风眩，风虚，五劳，口干。

【麦门冬】〔平〕大寒。虚劳，客热，口干，燥渴。

【黄连】〔寒〕微寒。止消渴。

【知母】〔寒〕。主消渴，热中，除邪气。

【瓜蒌根】〔寒〕。主消渴，身热，唇干，口燥，短气。

【茅根】〔寒〕。止渴。

【枸杞根】〔大寒〕。热中，消渴。

小麦：微寒。止燥渴，咽干，利小便。

篁[①]竹叶大寒。根作汤。益气，止渴，补虚，下气。

土瓜根：寒。主消渴，内痹。

【葛根】〔平〕。主消渴，身大热，起阴气。

李根：大寒。主消渴，止心烦，逆奔气。

芦根：寒。主消渴，客热，止小便利。

菰根[②]：大寒。主肠胃痼热，消渴，止小便利。

---

① 篁（jīn 今）：竹名，节短，皮白，大者如撑篙，根叶入药。《集韵·欣韵》："篁，竹名。"

② 菰（gū 姑）根：茭白。

冬瓜：微寒。止渴。

马乳：冷。止渴。

牛乳：微寒。补虚羸，止渴。

羊乳：温润心肺。止消渴《药性论》。

【桑根白皮】〔寒〕。热渴，水肿。

《药对》

茯苓：平。主口干（君）。

理石：寒。主口干，消热毒（君）。解烦毒，止消渴。

菟丝子：平。主口干，消渴，口苦，燥渴。

牛胆：大寒。主渴利，中焦热（君），口焦燥。

苎汁：寒。止渴（使）。渍苎汁疗渴。

古屋瓦苔：寒。主消渴。

兔骨：平。治热中，消渴（臣）。

猪苓：平。主渴利（使）。

或谓石药、肥甘、酒、盐四者，皆致消渴。隋唐以来，巢氏、孙氏、王氏言之极详。然咸谓其性热助火已耳，其能治致水所难制之火则未及也。况《释名》云：消渴，系肾气不周于胸中。肾气不周于胸中，岂特火之所为耶！予谓《四十九难》曰：肾主五液，以布五脏，在肝为泣，在心为汗，在脾为涎，在肺为涕，自在为唾。则胸中津润所以溉喉舌而滋呼吸者，独非肾之所布乎？

《宝命全形论》曰：盐之味咸者，以其气令器津泄。夫盐得水可化，得火复成。此其令消渴，在乎合水则行而不留，遇火则结而不散矣。《营卫生会》篇曰：酒者，熟谷之液，其气悍以清，故能后谷而入，先谷而液出。此其令消渴，在乎气系于上而不去，质倾于下而不停矣。何况石药者入水不濡，入火则赤。

肥甘者，遇水便浮，着火能燃。此其蟠踞于人身，但应火而不应水，且使脏腑不浥不沾，又何论夫周是其涸竭之患，岂但胸中。盖将遍有焚如之害，固非特火之所为也。诸家之论虽详，大率巢氏之消渴、渴利、内消三者最为明爽。曰消渴者，渴而小便不多也。渴利者，随饮即溲也。内消者，不渴而小便多也。今以是篇核之渴饮而小便不多，非有所泄，即有所停。寒而燥者，以治泄于下；寒而达者，以治泄于外；散而清者，以治停于上；宽而利者，以治停于下者也。随饮即溲者，非四旁不沾，即直道无节。故凡通内痹、行脉络，皆以使其沾厚土气，助熏蒸，皆以使其节。至不渴而小便过利，自有《小便利篇》可按。然篇中往往列止小便利之物，不在《小便利篇》者，岂不可彼此参伍，求所以分所以合耶！若夫不渴不利，善食易消，古人谓之食亦，与消渴无涉也。

《素问·气厥论》：心移热于肺，肺消；心移热于肺，鬲消。热能为消，是固然矣，寒亦可为消乎？此可证之《金匮要略》者也。假使寒不能消，何得治之以八味肾气丸耶！曰：寸口脉浮而迟，浮即为虚，迟即为劳，虚则卫气不足，劳则营气竭。由是观之，非寒则脉何以迟？夫心本不任受寒，心所谓寒，盖在所主之血脉中，其移肺，亦由荣泛及卫耳，且非外中之寒，亦非卒受之寒，乃阳气之不营于外，而直升直降于内者也。营卫既失其枢，资禀遂不合度，故内而阳气炽盛，常藉水以自救，外而营卫无所汲引，则其水直溜而下且曳，一身津液并而泄焉。故曰：肺消者，饮一溲二，死不治。此即前所谓不沾者。其于《病源》，实兼渴利、内消者也。曰：趺阳脉浮而数，浮即为气，数则消谷而大坚，气盛则溲数，溲数则坚。由是观之，数，热征也。夫鬲以隔蔽清浊，而非匿寒藏热之所。心肺以热相移，清道阳气炽盛，遂不变化取汁为赤，以分布洒陈而一归于三焦、膀胱焉。故曰：坚数相搏，即为消渴，此即前所谓不留。其于《病源》，则所谓渴利者也。统而计之，阳宗于心，阴根于肾。心所以移寒移热，皆由肾阴不上交于阳，而肺遂失其节宣，裒益以底于平，是则责之所攸归耳。八味肾气丸摄土中水气，以濬①阴之源，地黄拔土气最力，薯蓣入土中最深而喜攀砖附石，山茱萸于季春结实至初冬乃成，亦吸土气以济水者。动水中火气以振阳之本附子、桂枝，而使天一之水，由下以及上泽泻，由上以归下茯苓，浮游之火、郁结之血，藉此遂周流而不滞焉牡丹。得非能降火升水，使两相济而称物平施者耶！有是以通本篇之不逮，即由本篇以通仲景之所及，如治消渴之用五苓散、猪苓汤、白虎加人参汤、白头翁汤，其中石膏、知母、黄连、猪苓、茯苓，固皆列于是矣。肺消、膈消独不可由彼而更求于此篇哉！

然则食亦亦可以是篇之义通之乎？此则不可。《郊特牲》②曰：食养阴，饮养阳，脏阴也，腑阳也。《气厥篇》论消渴之源在五脏，食亦之源在六腑。五脏之不咸则无以制通，而病反在阳，故本篇之药多主气而轻清。六府之不调则无以制脏，而病反在阴，故《圣济总录》食亦诸方多主味而沉着。惟其流异，是以不可通，非特此也。凡因消渴而致之水气，治法遂绝不同，惟其源同，是以可通。凡不与消渴类之强中，治法乃殊不异，即此可明其指矣。

黄疸

【茵陈蒿】〔平〕微寒。风湿寒热，邪气，热结，黄疸，通

① 濬（jùn 俊）：疏通。

② 效特牲：指《礼记·效特牲篇》，记述古代制度礼节，并加考辨。

身发黄，小便不利。

【栀子】〔寒〕大寒。通小便，解五种黄病《药性论》。

【紫草】〔寒〕。主心腹邪气、五疸。

【白鲜皮】〔寒〕。主黄疸。

【生鼠】微温。

【大黄】〔寒〕大寒。

猪屎：寒。主寒热、黄疸、湿痹。

【瓜蒂】〔寒〕。疗黄疸。

【瓜蒌】〔寒〕。除肠胃中痼热、八疸、身面黄。

【秦艽】〔平〕。差[①]五种黄病。

《唐本》

黄芩：大寒。主诸热、黄疸。

《证类》

牡鼠：微寒。

小柴胡汤、小半夏汤、小建中汤、瓜蒂散、五苓散、桂枝加黄芪汤、猪膏发煎，皆治他证为本，黄疸为标。他证愈，黄自不能不愈也。大黄消石汤、栀子大黄汤、消石矾石散、栀子檗皮汤、麻黄连轺赤小豆汤，则黄疸为本矣，而标病犹盛，不能竟舍标从本，故宜有辅佐以击动其标，其本乃能释也。

惟茵陈蒿汤乃为黄疸正剂。知茵陈蒿汤为黄疸正剂，则身黄如橘子色，小便不利，腹微满为黄疸主候。发热，不恶寒，但头汗出，余无汗，齐颈而还，渴饮水浆，小便不利，为黄疸正因矣。发热，不恶寒，反恶热，是为阳明病，而承气证为阳

① 差（chài 瘥）：病愈，后作“瘥”。《方言·卷三》：“差，愈也。”

明病之正出，茵陈蒿证则阳明病之对出。以一有汗、一无汗，一小便过利、一小便不利。汗出多，小便利，所以成乎燥；汗不出，小便不利，则本燥末湿，所以只对化耳。不然凡脉迟，食难用饱，饱则微烦，头眩，小便难。纵下之，腹满如故，必其中先硬后溏，非特不能全成燥证，且骎骎①乎将全成湿证者，何以亦用茵陈蒿汤耶？此全从《伤寒》外邪立论者，若更参以《金匮》杂证，则不必有外邪。但系本燥末湿者，均得成黄。故夫酒者气燥而质湿，受其伤则心中懊憹而热，不能食，时欲吐，遂为酒疸、房劳。甚者，阴已泄，阳不得越，遂与已化未成之阴精纠结，怫郁于中，欲出不得。虽微汗出，小便自利，而不免薄暮手足中热，膀胱急而为女劳疸，更益之黄汗，所谓五疸具矣。

篇中义旨，亦明明推茵陈蒿汤为督率，核以《伤寒》《金匮》所隶治黄诸方，无非由此，而因候加味合成成方。如因懊憹则合入栀子豉、小承气而为栀子大黄汤。因小便不利，则合入五苓，而为茵陈五苓散。因表利里实，则合入调胃承气，而为大黄消石汤是也。独调胃承气汤用水消，此用火消，更核消石矾石散亦用火消，似其中必有故者，盖火消是曳阴向阳，乃携湿以就燥而散。水消是化阴济阳，乃剖燥以凝湿而行于此，即可以悟阳明病之正出、对出矣。

至于篇中白鲜、秦艽、瓜蒌根、黄芩，仲景虽未尝用治黄，而葛氏《肘后》、孙氏《千金》、王氏《外台》诸方多用之。揣其意旨亦非贸贸然徒用之而已也，盖于此有以窥黄证之微焉。

---

① 骎（qīn 亲）骎：逐渐。明·赵南星《明太学张公合葬墓志铭》："俾无废业，以是文学骎盛焉。"

夫黄根于湿，热客于脾胃，固不待言矣。然非必上罩下承，面面周帀[1]密围也，定有一端渗泄处焉，惟渗泄不敌其抟聚，是以蒸郁而成耳。不然则所谓阳明中风，脉弦浮大而短气、腹都满、胁下及心痛、久按之气不通、鼻干不得汗、嗜卧、一身及面目悉黄、小便难、有潮热、时时哕、耳前后肿，刺之小差，外不解之候，何以见不尿、腹满加哕者？遂为不治耶。一端渗泄者何如？瓜蒌根之主小便利，是其黄必仍小便通矣。黄芩主诸热、黄疸、肠澼、泄利，是其黄必大便泄矣。白鲜主头风、黄疸，是其黄必头面多汗恶风矣。秦艽主寒湿风痹，是其黄必骨骱烦疼矣。倘不依证寻治，驯致病气连横不至，水气胀满不已。故曰：疸而渴者，其疸难治；疸而不渴者，其疸可治。盖疸病至渴，则湿已尽从热化，熏熨元气，元气不支求助于水驻，见水日增而火日炽，如泼膏以救燎，愈益其不能息耳。况其病不愈则剧，自有定期，不容迁延耽缓，所谓当以十八日为期，治之十日以上瘥，反剧者，为难治耶！十八日者，四季土旺用事日数也。土之所任仅能及此，过是以往力遂不胜，则将转移他处。而木金水火皆非藏受湿热之所，无力推传，则土困顿而崩颓矣。曷若[2]及早验其所向，因势以利导之耶！是故头面汗多，是风举湿于上，则令其沉于下，俾其气彻底而随之化焉白鲜根藏膻气。膻气者，木气也。骨骱烦疼，是风拒湿于外，则令其连于内，俾其气疏通而为之化焉秦艽罗纹密织，尽从左旋，是化风归水，自上下下之治也。小便自利者，其病不在湿而在热，则滋化土中之热，使与湿离而自已。瓜蒌根澄之则散而成粉，味苦气寒能使土中湿

① 帀（zā 匝）：环绕。《说文·帀部》："帀，周也。"
② 曷（hé 何）若：何如，不如。

热离散。大便泄利者，其热有所归，缘湿滞之而不爽，则清化肠中之湿，使随热泄而病除。黄芩形如腐肠，治因热生湿，故能清利肠中湿热。经方用药，总在定六气以见病源，随形色性味以为治，则非后世漫云以寒治热、以利泄湿，笼统不切于病机病情，毫无关照者比也。

黄汗一证，自巢氏隶之黄病门，后世遂视为黄病支流。据《金匮》则证邻于历节，目列于水气。盖黄病与黄汗，本异而末亦不同，黄汗与历节乃异派而同源也。何以言之？夫黄病之甚，动云有曲尘，然未闻有能染衣至黄者。黄汗则汗本不黄，至沾衣乃如檗汁。以黄病属脾家，脾为土，土之生物，不倚他助；黄汗属心家，心为火，火之燔燎，必着他物。是其一病于肌肉，一病于血脉，为殊绝也。至其所由然，则与历节并因汗出入水中，如水伤心。故黄汗脉自沉，历节脉沉弱；黄汗汗黄，历节亦汗黄；黄汗发热，历节亦发热。第历节支节疼、或疼痛如掣，黄汗则仅重而酸；历节身体羸瘦、独足肿大，黄汗则身体洪肿、四肢面目皆肿，而胸中窒、不能食、反聚痛、口多涎，暮躁不得眠，乃历节所绝无。是同为水伤心，而有甚有不甚。甚即所谓小便通利，上焦有寒者也。统三者计之，皆为湿不得泄，然惟黄病为尤甚。黄病分歧于肌肉，历节分歧于骨节，固不待言矣。乃黄汗既有汗而小便又利，独为最有去路，反至化湿成水，何也？夫水气亦何尝不从湿化，然惟火能为之宣导，则无此弊。黄汗者，因虽从外及内，病实从内外出，是火之不宣已明着矣，况只有身黄之水气，并无黄汗而身黄。水气而身黄者，内本能宣，由外郁遏不得开，故越婢汤中用麻黄；黄汗本自有汗，且小便利，则外本无所阻，而内之宣导不力，故桂枝加黄芪汤、芪芍桂酒汤，并赖有桂枝矣。由是言之，隶于黄病，嫌于未似相同也，而殊不同；隶于历节，嫌于本相同也，而末却大异，何如就证论证，隶之水气之为愈哉！

上气咳嗽

【麻黄】〔温〕微温。止咳逆上气。

【杏仁】〔温〕。咳逆上气，雷鸣，喉痹。

白前：微温。胸胁逆气，咳嗽上气。

【橘皮】〔温〕。主胸中瘕热，逆气，下气，止呕咳。

【紫菀】〔温〕。主咳逆上气，胸中寒热结气。

桂心：大热。主咳嗽。

【款冬花】〔温〕。主咳逆上气，善喘，喉痹。

【五味子】〔温〕。主益气，咳逆上气。

【细辛】〔温〕。主咳逆，温中，下气，破痰，利水道，开胸中。

【蜀椒】〔温〕大热。邪气咳逆，温中。

【半夏】〔平〕，生微寒熟温。喉咽肿痛，咳逆，肠鸣。

生姜：微温。伤寒，头痛，鼻塞，咳逆上气，止呕吐。

【桃仁】〔平〕。止咳逆上气，消心下坚。

紫苏子：温。下气，除寒中。

【射干】〔平〕微温。咳逆上气，喉痹，咽肿不得消息，散结气。

【芫花】〔温〕微温。咳逆上气，喉鸣，喘，咽肿，短气。

百部根：微温。主咳嗽上气。

【干姜】〔温〕大热。胸满，咳逆上气，温中。

【贝母】〔平〕微温。咳逆上气，止烦热渴，出汗。

【皂荚】〔温〕。除咳嗽。

《蜀本》

蛤蚧：平。疗咳嗽。

缩沙蜜：温。下气。

《药对》

钟乳：温。主上气（臣）。主咳逆上气。

獭肝：平。主气嗽（使）。止久嗽。

乌头：大热。主嗽逆上气（使）。主咳逆上气，消胸中痰冷。

黎芦：微寒。主嗽逆（使）。咳逆，泄利。

鲤鱼：平。烧末主咳嗽（臣）。肉主咳嗽上气，黄疸，止渴。

淡竹叶：大寒。主嗽逆气上（臣）。

海蛤：平。主上气（臣）。主咳嗽上气，喘息，烦满。

硫黄：大热。主气嗽（臣）。咳嗽上气，脚弱冷疼，无力。

上气者，不必咳嗽，咳嗽者，不尽上气。论咳嗽者，何不但标咳嗽？则所谓暴嗽、久嗽、冷嗽、热嗽、呷嗽、五脏咳嗽者，咸可隶于其中耶？夫诸嗽者，咳嗽之支分，上气咳嗽者，肺痿、肺痈、肺胀、支饮、风水与致嗽之并界也。既云咳嗽，则诸嗽原隶于中，不因兼标上气而有碍。已标上气则肺痿、肺痈、肺胀、支饮、风水之稍涉疑似，学者遂不得不细心体究以分析之耳。不然，《金匮要略》部分诸病最为严密，既有"肺痿、肺痈、咳嗽上气"篇矣，乃叠出"痰饮、咳嗽"篇耶？然则奈何细心体究分析之，夫风舍于肺，其人即咳，是咳嗽主脑也。咳唾脓血，脉数虚者，为肺痿；数实者，为肺痈；上气喘而躁者，为肺胀；咳逆倚息不得卧者，为支饮；颈脉动，时时咳，目窠下微肿，按其手足，上陷而不起者为风水。是咳嗽之条目也。

核篇中列药三十味，试举治肺痿之甘草干姜汤、炙甘草汤、《千金》桂枝去芍药加皂荚汤；治肺痈之桔梗白散、苇茎汤；治肺胀之越婢加半夏汤、小青龙加石膏汤；治支饮之木防己汤、小半夏汤、十枣汤、小青龙汤、桂苓五味甘草汤及诸加味；治风水之越婢汤。咸藉本篇之味以成方者，却逾篇中三分之一。即专主咳嗽、上气，纵如皂荚丸、射干麻黄汤、厚朴麻黄汤、泽漆汤，几全赖此成方者，亦不过得篇中之半。则诸证之与咳嗽原经界相连，犬牙相错，曾谓可舍此纲领，而徒别其支派耶？试再核之《千金》，如百部根汤之治嗽不得卧，两眼突出；蜀椒圆之治上气咳嗽；杏仁饮子之治暴热嗽橘皮；苏子煎之治上气咳嗽；款冬圆又方之治三十年上气咳嗽，唾脓，喘息不得卧钟乳、乌头。则咳嗽之支流竟矣。更参之《外台》，如《深师》麻黄汤之治卒嗽；《延年》贝母煎之主暴热咳；《深师》干姜汤之疗冷逆咳；《深师》立愈丸、款冬花丸、《古今录验》麻黄汤之治久咳。则咳嗽之派别明矣。更参之《圣济》，如紫菀丸之治肺咳，丹沙半夏丸之治心咳，木乳散之治肝咳，半夏陈皮汤之治脾咳，四味散之治肾咳，鹿角胶汤之治大肠咳，人参散之治膀胱咳，槟榔丸、皂荚丸之治三焦咳。亦莫不有篇中之物错杂其间，则咳嗽之所从驻又了然矣。不应合而合之，足以见病源之不异；应合而不别，足以见病变之非歧。明乎此篇，则咳嗽之主治已彰；参乎经方，斯咳嗽之分殊有在。而后咳嗽之为咳嗽，遂无遁情也。

然则《咳论》之义遂可置之勿讲欤？是又乌可。夫肺痿、肺痈、支饮，即《咳论》所谓多涕唾也；肺胀、风水，即《咳论》所谓面浮肿、气逆也。斯二者皆聚于胃、关于肺，而本于五脏之邪、以传六腑。其该甚博，其变甚烦，不仅肺痿、肺痈、肺胀、支饮、风水已也。就其初伤在气，久乃涉血，筋骸之牵引，身体之疼痛，甚者为呕逆、吐蛔，为遗矢、遗溺。是其再变而为膈噎、胃反，为下利、洞泄，为霍乱、转筋不难矣。特他病则自阳入阴，而此独以脏传腑。所宜体究焉，盖论中所谓脏病皆经病，腑病则入内矣。所以然者，论中固言之曰：皮毛者，肺之合，皮毛先受邪气，邪气随从其合，此病从外受者也；其寒饮食入胃，从肺脉上至于肺则肺寒，肺寒则外内合邪，此病从内受者也。两皆归并于肺，故为肺咳。非特此耳，其心值夏、脾值长夏、肾值冬、肝值春受邪，而肺家适有内受之寒，如向所云者，当其邪乘脉络以朝肺，因之外内合邪，亦能为咳，则心咳、脾咳、肾咳、肝咳作矣。故病必关肺，病因不必关肺；病因必由寒，病不尽寒。不然咳之浅者惟肺与心，宜乎病人未深，变化未定，寒气应仍在者，而胡为乎反见唾血及咽肿、喉痹，诸不尽属寒之证耶？至脏咳不已，反移于腑者，以脏主藏而不泻，其守坚；腑主泻而不藏，其罅疏。病在经络，久而不愈，势必内入，内入之始，未有不从疏而从坚者。故久咳不已，至移于三焦，则腹满不欲食饮，遂将移于脏矣。不然咳久而成痨瘵者，亦岂在经在腑之病哉！此篇虽无治脏腑诸咳明文，然有可以意会而得其旨者，如降气者，皆治上之剂也；守中者，皆治中之剂也；摄气者，皆治下之剂也；散结者，皆治心肺之物也；聚敛者，皆治肝肾之物也；通利者，皆治小肠膀胱之物也；醒豁者，皆治胃与大肠之物也。即是以推，能谓其与经旨绝不相涉耶！

呕吐

【厚朴】〔温〕大温。胸中呕不止。

【橘皮】〔温〕。下气，止呕咳。

【人参】〔微寒〕微温。

【半夏】〔平〕生微寒熟温。时气，呕逆。

【麦冬】〔平〕微寒。止呕吐。

【白芷】〔温〕。疗风邪，久渴吐呕，两胁满。

生姜：微温。止呕吐。

【铅丹】〔微寒〕。主吐逆，反胃。

【鸡子】微寒。炼之主呕逆《药性论》。

【薤白】〔温〕。

甘竹叶：大寒。除呕吐。

《蜀本》

旋覆花：温。开胃，止呕逆，不下食《药性论》。

白豆蔻：大温。主积冷气，止吐逆，反胃。

《药对》

附子：大热。主呕逆（使）。

竹茹：微寒。主干呕（臣）。

同为水谷逆出也。吐可植躬，呕须曲脊，《释名》：呕，伛也。将有所吐，脊曲伛也。吐犹器满而溢，毋庸勉强；呕已沸腾于中，出反不易。故吐如弃物，可随手抛掷《一切经音义》引《仓颉篇》：吐，弃也；呕遭迫胁，必声扬物先，《山海经·东山经》：膏水其中多薄鱼，其音如呕。注：如呕，如人呕吐声也。则吐为阴、呕为阳，吐有寒、呕有热，吐属虚、呕属实矣。然吐非无实热证，但系有因决非自作，如服桂枝汤而吐，其后必吐脓血等证。呕亦有虚寒证，则能自致，不关误治矣。如呕而脉弱，呕而胸满等证。故曰：病人脉数，不消谷引食，而反吐者，胃中虚冷故也。脉数且然，何况不数。曰：伤寒，发热，呕不能食，而反汗出濈濈然者，是转属阳明也。有汗如此，何况无汗。盖阳之出，多奋迅，其所以奋迅，则以阴格之也；阴之出，多惨慄，其所以惨慄，则以阳先溃也。故凡呕而利者无一虚证，十枣汤证、大柴胡汤证。既吐且下者，无一实证，四逆汤证、吴茱萸汤证。余如伤寒三阳证，则多呕而少吐。

胃反证，则言吐而不言呕，循是以寻其绪，余本篇所载之物，不湛然可明哉！特篇中药物寥寥，且大段治呕，似于两证偏有侧重。殊不知呕吐原有并见者，如黄连汤证、小半夏加茯苓汤证、小半夏汤证、猪苓散证、大半夏汤证是也。今篇中两证并提者本有四味，提吐不及呕者亦有两味，全篇仅胪药一十五味，则其多寡之间，虽似有偏重，然于本书中核以“霍乱”篇治吐下之物，于本书外参以治胃反之物，则较于呕翻有若稍赢者，惟篇中偏以大温之附子主呕逆，则其理所当究耳！夫此乃在下阴霾陵逼中阳，而中阳卼臲①震荡之候也。是其证在仲景书曰：呕而脉弱，小便复利，身有微热，见厥者难治，四逆汤主之。曰：腹中寒气，雷鸣切痛，胸胁逆满，呕吐者，附子粳米汤主之。此与既吐且利之候正同，第彼既下有漏泄，则中阳败散，只能滂沱四溃；是证下无漏泄，则中阳但上不下，犹能冲激作声。用附子者，正以散其上逼之阴霾，回其离窟之生阳也。然四逆汤证与附子粳米汤证又复不同，一则在下亦有声，

① 卼臲（wùniè　物聂）：动摇不安貌。

是阳犹能与阴为梗，故须佐以调和，为一成不败之计；一则小便复利，是阴阳不相堵御，故更助以温守，而阳之回不回，阴之定不定，尚在不可知之天，曰难治者，此而其用附子之意则一耳。由是言之，应用附子之呕，是呕之败局，用附子治呕，是治之急著。遇非常之证，自不得以常法御之，固难与凡呕凡治并论者也。

呕吐、哕自《金匮要略》以下皆连缀一处，惟兹则剖隶两篇，曰呕啘、曰呕吐，不知者必以为妄分畛域①。孰知均胃病也，而有脾不济胃，胃不从脾之别焉。巢氏曰：新谷未及传化，故谷之气与相干犯胃气则逆，胃逆则脾胀气逆，遇冷折之则哕，风邪在胃则呕，膈间有停饮，胃内有久寒则呕而吐。是哕由气，呕吐由质，气者应恃脾之磨而消，质者应恃胃之输而化，气不消是脾不济胃也，质不化是胃不从脾也。不然，何以哕仅有声而呕吐兼有物耶？试以两篇所列之药较之，相同者五；厚朴、橘皮、人参、附子、竹茹。呕啘余十五味，而九物之用在气；香薷、鸡舌香、小蒜、高良姜、桂、麝、肉豆蔻、丁香、术，皆用其气。呕吐余十味，而七物之用在味。半夏、麦冬、生姜、铅丹、鸡子、甘竹叶、旋覆花等，皆用其味。若然，则合之者以其相类，分之者以其相差，循轨以导其行，溯流以求其本，务欲后人识颠末、知向方则一也。

干呕与停饮而吐恰相反对。盖干呕有火，却系虚火；停饮有水，全非实水。故服白通汤后，厥逆无脉，干呕烦者，白通加猪胆汁人尿汤。通脉四逆汤证，干呕者加生姜。干呕，吐涎沫，头痛者，吴茱萸汤。干呕，吐逆，吐涎沫，半夏干姜散。

---

① 畛（zhěn 枕）域：界限。

干呕，哕，手足厥者，橘皮汤。中风发，六七日不解而烦，有表里证，渴欲饮水，水入则吐者，五苓散。咳而呕，渴，心烦不得眠者，猪苓汤。胃反，吐而渴欲饮水者，茯苓泽泻汤。吐后，渴欲得水者，文蛤汤。卒呕吐，心下痞，膈间有水气，悸眩者，小半夏加茯苓汤。呕吐，谷不得下者，小半夏汤。呕吐，病在膈上，后思水者，猪苓散。胃反，呕吐者，大半夏汤。

夫火不能却阴而反被阴迫逐，气不能化水而反任水停潴，是阴阳之悖乱，水火之相射矣，则不得以治呕常法治之。故破其阴即以助其阳，降其火即以和其阴，化其水即以调其气，降其气即以逐其水，迥与篇中之义不相符矣。虽然，篇中亦何尝不计及此，凡橘皮、生姜、附子者果何为列哉！即水气一面，篇中亦未尝不思行水下气。第吐本因水，自不应滥列多品，占水饮地步，故将旋覆花、半夏二味，微逗端倪，使人触类引伸，推寻有法，庶无越畔之嫌，仍得兼济之益耳。识得虚者为真，实者是伪，则呕吐之为呕吐，全局大抵属虚，间有大黄甘草汤、十枣汤、大柴胡汤数证，自是绝无仅有，故曰：伤寒，呕多，虽有阳明证，不可攻。吁可畏哉！

痰　饮

【大黄】〔寒〕大寒。除痰实，肠间结热，心腹胀满。

【甘遂】〔寒〕大寒。主留饮，宿食。

芒消：大寒。腹中痰实结搏。

【茯苓】〔平〕。膈中痰水。

【柴胡】〔平〕微寒。除诸痰热结实。

【芫花】〔温〕微温。消胸中痰水，喜唾。

前胡：微寒。疗痰满，胸胁中痞。

【术】〔温〕。消痰水。

【细辛】〔温〕。温中下气，破痰。

【旋覆花】〔温〕。消胸上痰结，吐如胶漆，心胁痰水。

【厚朴】〔温〕大温。消痰，下气。

【人参】〔微寒〕微温。

【枳实】〔寒〕微寒。主胸胁痰癖。

【橘皮】〔温〕。

【半夏】〔平〕生微寒熟温。消心腹胁膈痰热满结。

生姜：微温。

甘竹叶：大寒。

【荛花】〔寒〕微寒。疗痰饮、咳嗽。

《蜀本》

威灵仙：温。主心膈痰水。

《药对》

射干：微温。主胸中结气（使）。

乌头：大热。主心下寒冷，不下食（使）。

吴茱萸：大热。主痰热，腹内诸冷（臣）。

朴消：大寒。主痰满停结（君）。

巴豆：温。主痰饮留结，利水谷，破肠中冷，破留饮痰癖。

《证类》

高良姜：大温。

尤潜溪曰：谷入而胃不能散其精，则凝为痰；水入而脾不能输其气，则蓄为饮。盖惟其以谷化，故质稠；惟其以水化，故质稀。质稠，故能藏寒匿热，而至当用乌头、吴茱萸、高良姜、荛花、甘竹叶；能蕴实酿虚，而至当用大黄、芒消、朴消、巴豆、厚朴、枳实、人参、术、茯苓。质稀，故能内沉外溢而为里坚表肿，能彻上彻下而为眩冒餐泄。又惟其谷入于阴而以质用，故痰每流于隐僻而注于洼下；水入于阳而以气用，故饮能归于四肢遍于身体。此四饮分支，惟痰饮可独当一面，而三饮者只可并之而相对待矣。

虽然痰与饮相殊，称谓自应有别，测其所当别，则似饮可称水，痰不得称水者，而曰水走肠间沥沥有声，谓之痰饮可乎？夫谷非由水调不堪食，水非由谷出不成痰，是其根本原未始非水，以水呼之又何不可？特既化入谷中，还从谷中化出，则其搏引稠黏合为同类，自与未曾经化者殊。且既有素盛今瘦句冠于其端，益可知为久病而非暴病。夫暴病何尝不有痰饮，第观篇中所列柴胡、前胡、细辛、生姜、威灵仙、射干等物，又岂久病而成者所可用耶！盖惟其暴病，则水为火逼而成，久病则阴随阳溜而成。仲景所谓当以温药和之者，久病之治也。篇中所罗性峻刻而注有痰字者，则暴病之治矣。然则篇目双标，“痰饮篇”中所列，备悉搜采《本经》《别录》主治，但称饮者止一味，痰水痰饮并称者仅七味，但称痰者至十味，不云水饮及痰者七味，则偏重于痰极矣。此又何为者耶？夫饮变见之证极多，比连之证亦极多，凡呕吐、咳嗽、上气、大腹水肿皆是也。痰则仅在是篇，若使与诸证诸治相乘除，恐反不及饮之多矣，宁反谓为少耶！

仲景于饮与水，分之极严，呼之甚乱，如《痰饮篇》大半称饮为水是也，饮固可呼之为水耶？夫饮本水也，特有受约束，不受约束之分耳。受约束者，纵能变化，不离畛域；不受约束者，横流直冲，过隙即就。故《痰饮篇》曰水在某，《水气篇》曰某水，明明一指为注于何脏之水，一指为何脏所发之水矣。

虽然两篇之旨，犹当更有推明者焉。曰：水在心，心下坚筑，短气，恶水，不欲饮；水在肺，吐涎沫，欲饮水；水在脾，少气身重；水在肝，胁下支满，嚏而痛；水在肾，心下悸。曰心水者，其身重而少气，不得卧，烦而躁，其人阴肿；肝水者，其腹大不能自转侧，胁下腹痛，时时津液微生，小便续通；肺水者，其身肿，小便难，时时鸭溏；脾水者，其腹大，四肢苦重，津液不生，但苦少气，小便难；肾水者，其腹大，脐肿，腰痛不得溺，阴下湿如牛鼻上汗，其足冷，面反瘦。合而观之，欲饮不欲饮、嚏、悸、少气，病皆系于上；阴湿、阴肿、小便难，病皆系于下。其诸阻于上者谓之饮，阻于下者谓之水欤？夫上是水之来源，下是水之去路。来源虽阻，去路犹通，于何能不受约束，滥及他处。若来源通而去路塞，则时有所益，日有所增，水从何往而欲其不冲溢他处，依规就范，得乎！是以治水之物，通多而化少；治饮之物，通少而化多。检核篇中惟芫花、甘遂、荛花、巴豆、术与“大腹水肿篇”同用，其余则各有所当矣。水聚于上，而论其欲饮、不欲饮；水聚于下，而论其津液生不生，似甚难解。然不知阻于上者欲其化，阻于下者欲其通，既化既通，则清光来而滓秽去，夫固曰津液微生，小便续通矣。是故篇中所具行经络解客感，皆引清光之物也，下留结溲壅淤，皆去滓秽之物也。

《内经》未尝言及痰饮，《金匮要略》则详论之矣，然及饮多而及痰少。《千金》《外台》则已痰饮参半，沿至后世乃饮日少而痰日多，何哉？此又世道升降之会也。盖维元古饮与食，庖治无不精详，饮汤饮水各按其时，则入阳而资气化，荼蓼稻黍各佐其肉，则入阴而养元精。《传》曰：肉虽多，不使胜食气。肉中既有食气胜之矣，于何能入阴而成痰？经曰：浆人掌其六，饮、水、浆、醴、凉、医酏[①]。水中既有冷热节之矣，于何能入阳而成饮？中古制御多失其方，是以痰饮并兴，然缘烹茶之度甚精，则既能导饮不留，复能运食不滞。及夫近世，茶惟点啜，则未得其气之全；肉务煎煿[②]，则反增其味之厚。于是水入成饮，肉入生痰，骎骎乎无病不以是棘其治矣。况更爇[③]澹巴菰[④]之叶，常吸其烟，岂知此实劫饮化痰之妙剂哉！

历考经方并无引饮令吐之法，有之，自金元四家始。子和在前，专工劫掠，景岳继述，稍务平和。然实为今日吸烟作俑，倘无神圣阐别痰饮界域于前，势必将遇痰即逐。试观今人之痰，果堪逐否耶！篇中虽未尝不用逐，而妙在解痰之为窟容邪，去痰之连衡瘀滞。痰随气结，开气即以行痰，痰与热壅，化痰即以清热。释寒之缚痰，脱火之胶痰，补其虚，而痰自退舍听命；攻其实，而痰自随迹消除，化痰之法尽矣。学者更能扩充于此而权衡其轻重焉，益可不治痰而痰自无不顺矣。

宿 食

【大黄】〔寒〕大寒。破留饮宿食，荡涤肠胃，推陈致新。

【巴豆】〔温〕生温、熟寒。开通闭塞，利水谷道。

【朴消】〔寒〕大寒。胃中食饮热结。

【柴胡】〔平〕微寒。去肠胃中结气，饮食，积聚。

【术】〔温〕。消食。

【桔梗】〔微温〕。温中，消谷。

---

① 医酏（yǐ 以）：米酒，甜酒，黍酒。

② 煿（bó 搏）：煎炒或烤干食物。

③ 爇（ruò 若）：烧。

④ 澹巴菰（gū 姑）：又名金丝薰，即烟草。

【厚朴】〔温〕大温。宿食不消《药性论》。

【皂荚】〔温〕。疗腹胀满，消谷。

曲：温。消谷，止利。

糵：温。

槟榔：温。主消谷，逐水，除痰。

宿食不徒停也，盖必有所挟焉。《外台秘要》方目所载：有伤寒宿食不消方，有留饮宿食方，有因食饮水上气方，有食不消成癥积方，有积聚宿食寒热方，有食癥及鱼肉成癥方，有冷利食不消方，有下利清谷方，有下利食完出方。大率体气实者，食因病而留，病据食为橐[1]；体气虚者，食遗病以泄，病因食遂殆。所以仲景书舍攻下温补无别法，独于差后劳复出一枳实栀子豉汤，而曰有宿食者加大黄。遂可见其因病治病，即于中挟入利导之治，不别立间架畛域，竟指为一病也。

而今者特建标题为病纲领，何哉？推其微义，盖亦以经方值此，大抵用攻，第因病而致食留不去，病而食可行乎！故首列三品，原系经方正治，无从遗漏。此外则因邪而结者，疏其邪；因气而滞者，调其气；因肥腻而胶黏者，即为消其脂膏；因痰水而勾留者，即为行其潴蓄。甚至折其生气，而使难消者消；发其生气，而使难化者化。同曲与糵者，盖亦神乎治矣。于此见本书特立是篇，正为别树一义，羽翼仲景，救后人遇食即攻之失乎！

腹胀满

【麝香】〔温〕。中恶，心腹暴痛胀急痞满。

---

① 橐（tuó 驼）：口袋。

【甘草】〔平〕。烦满，短气。

【人参】〔微寒〕微温。胸胁逆满。

【术】〔温〕。除心下急满。

【干姜】〔温〕大热。霍乱胀满。

【百合】〔平〕。邪气腹胀，心痛，浮肿，胪胀，痞满，寒热。

【厚朴】〔温〕大温。腹痛胀满。

【菴闾子】〔微寒〕微温。腹中水气，胪胀，留热。

【枳实】〔寒〕微寒。消胀满，心下结痞痛，逆气。

【桑根白皮】〔寒〕。水肿，腹满，胪胀，利小便。

【皂荚】〔温〕。疗腹胀满，消谷。

【大豆黄卷】〔平〕。五脏胃气结积。

《唐本》

卷柏：温。

《蜀本》

荜澄茄：温。主心腹间气胀，令人能食。

《药对》

忍冬：温。主腹满（君）。主寒热，身肿。

射干：微温。主胁下满急（使），散结气腹中邪气。

香葇[1]：微温。主腹满水肿（臣）。

旋覆花：温。主胁下寒热，下水（臣）。主结气，胁下满。

《证类》

诃梨勒：主冷气，心腹胀满，下食。

---

① 香葇（róu 柔）：香薷的别名。

草豆蔻。

直溢曰满，横充曰胀，皆气有所向而不遂也。胀与弛对，左成十年胀陷而卒，作“张”。则知其欲宽缓而不能矣。满与减对，则知其欲降泄而不能矣。夫气之浊者不降，则清者不升，行者不舒，则驻者自急，故满多实，而胀多虚。在仲景书，则胀满而按之痛者为实，不痛者为虚；胀满而时能减者为寒，不能减者为热。厚朴生姜甘草半夏人参汤、大建中汤、附子粳米汤，虚而寒者之治也；大承气汤、大柴胡汤、厚朴七物汤、厚朴三物汤，实而热者之治也。

本篇意义大旨似异，根柢究同，观其言痛者寥寥，而别著《心腹冷痛篇》，是其注意不全在实。气寒、气平者与气温者参半，是其设法不全在寒。如其用百合、菴闾、桑皮、黄卷、忍冬、香葇、旋覆，治邪而非偏寒偏热之邪。用麝香、皂荚、荜澄茄、射干、诃梨勒、草豆蔻，行气而非偏实偏虚之气。独理中汤全方端然首列，则知其病本属虚，而夹辅以枳实之泄满、厚朴之除胀，于是唐人之枳实理中、厚朴理中都可识经方与是篇恰合之故。且行水除痰，燠寒清热备，又可见胀满之因不一而足矣。

心腹冷痛

【当归】〔温〕大温。温中，止痛。

【人参】〔微寒〕微温。疗肠胃中冷，心腹鼓痛。

【芍药】〔平〕微寒。疝瘕，止痛，中恶，腹痛。

【桔梗】〔微温〕。胸胁痛如刀刺。

【干姜】〔温〕大热。寒冷腹痛。

桂心：大热。腹内冷气，痛不可忍。

【蜀椒】〔温〕大热。除六府寒冷。

【附子】〔温〕大热。心腹冷痛。

【吴茱萸】〔温〕大热。去痰冷，腹内绞痛。

【乌头】〔温〕大热。心腹冷疾，脐间痛。

【术】〔温〕。止呕逆，腹内冷痛《药性论》。

【甘草】〔平〕。腹中冷痛《药性论》。

【礜石】〔大热〕生温、熟热。破积聚，痼冷，腹痛。

《蜀本》

腽肭脐：大热。心腹痛。

肉豆蔻：温。积冷，心腹胀痛。

零陵香：平。心腹痛满，下气。

红豆蔻：温。心腹搅痛。

胡椒：大温。除脏腑中风冷。

《药对》

芎䓖：温（臣）。诸寒冷气，心腹坚痛。

黄芩：大寒（臣）。胃中热，小腹绞痛。

戎盐：寒（臣）。心腹痛。

厚朴：温（臣）。腹痛胀满。

萆薢：平（臣）。

《证类》

蒜：温。主霍乱，腹中不安。

高良姜：大温。霍乱腹痛。

蜂子：平，微寒。心腹痛。

蓬莪茂：心腹痛。

心腹冷痛，次于宿食腹胀满之下，以《金匮要略》原属一篇也。第其目增一心字，则似连胸痹之痛者亦在其中。中间一冷字，则似无与于热。然胸痹之治，如瓜蒌薤白白酒汤、瓜蒌薤白半夏汤、桂枝生姜枳实汤，凡言痛者，皆不于此中取材。而不言痛之人参汤，反全数在焉。若云无与于热，则黄芩固已列篇中，又何以为解矣？殊不知治法固有用热无犯寒，用寒无犯热者，亦有用热不远寒，用寒不远热者。《别录》载黄芩之用，曰：胃中热，小腹绞痛。则焉知非胃中之热不下济，反隔碍肠中之寒，致无以泄而痛者。即如胁下偏痛，发热，脉紧弦，明明已指为寒，谓宜温药下之，附子、细辛已隶方中矣，其复用大黄何耶？惟其有寒，故以热药为君；惟其寒为热激而痛，则以寒药为臣。《药对》于黄芩大寒之下，原未尝不注臣字，又何不可用之与有？以此观之，凡心腹间以冷而痛者，其用药大旨不出此篇之中。胸痹不尽属寒，其属寒者，固宜以此篇之药为治。寒疝则尽属寒矣，故凡大乌头煎、当归生姜羊肉汤、抵当乌头桂枝汤，大半皆藉此成方。不特是也，《伤寒》于理中汤、四逆汤、吴茱萸汤、当归四逆汤，虽不皆言腹痛，惟其所用尽取给于此，则亦不能决其必无痛矣。岂特规规于《腹满寒疝篇》之附子粳米汤、大建中汤，而后谓此方是腹满痛证哉！

腹胀满与心腹冷痛分隶两篇，原不在属虚属实上起见。前篇已言之，第既曰冷，则其以属寒属热，而分不可泯矣。第两篇同列之药，偏在理中汤及厚朴，岂理中、厚朴寒热均可用者耶？夫理中、厚朴固不可治热，然所谓胸痹、心中痞气、气结在胸、胸满、胁下逆抢心者，不知果属寒否。如果属寒，则不得云枳实薤白桂枝汤主之，人参汤亦主之矣。惟其如是，是以此篇载之，彼篇亦载之耳。盖有不痛为虚，痛者为实之言，故但胀满而不痛者，焉能无虚证。然虽不痛而有水、有痰、有寒热、有逆气，其中又何能无实证，则克削之物自多用矣。虚者比于寒，实者比于热。故既胀满而复痛者，焉能无实证。然虽痛而仅系寒冷所为，则不能不直以温药逐之，而克削之物自少用矣。此其交互之间，正两证之边际而犬牙相错者。明乎此而后其分其合，方有执持也。

篇中积药二十七味，注冷者十有三，是标目虽曰冷，实与不冷者相参半，则其章旨重在痛矣。痛之分派八，论形象者二，曰胀满痛，曰绞痛；论所在者四，曰心腹痛，曰腹痛，曰胸胁痛，曰脐间痛；更有言痛不言处，言处不言痛二项，其大略可相校也。治胀满痛者三味，言冷者一；治绞痛者亦三味，言冷者亦一；心腹痛七味，言冷者三；腹痛七味，言冷者五；胸胁痛一味，不言冷；脐间痛一味，言冷；言痛不言处四味，言冷者二；言处不言痛一味，不言冷。足见脐间痛无不因寒，腹痛因寒者多，不因寒者少。但言痛及心腹痛，则因寒不因寒参半，胀满痛、绞痛犹间有因寒者。惟胸胁痛则绝不因寒矣。所以然者，寒托气于水，故就下则不傍挠，归壑则不上激。况篇中凡治寒者势皆向下，惟芎䓖一味兼寓升提，则血分之寒固应出就气分而解，无从与泛治寒者并论。且凡入血之物，偏能兼主癥瘕、坚积，在篇中可稽也。惟本太阳病，下之，因尔腹满时痛者，桂枝加芍药汤主之。则芍药应止满痛，今乃言痛不言满。

霍乱，寒多不用水者，理中丸主之，吐多者去术。今乃以呕吐而用术，似与仲景相悖，不知吐多云者，原未尝不利，特较之吐为少也。凡两面奔驰之证，欲其止则俱止，作则相称，如一面止一面加，则证益危矣。术本止利，今既利少于吐而更止之，是使为全吐之败证矣，是以去之，非为有碍于吐也。故下文曰：下多者，还用术。下多云者，见吐虽多而下亦多，势不偏重也，势不偏重则无须去术矣。况呕吐而用术者甚多，奚啻如右。然证之以五苓散、茯苓泽泻汤、猪苓散，则皆为有水，则今之治痛而呕吐，亦为水非为痛也。本太阳病，因下转入太阴，部位虽易，却未易邪，自还当以太阳之治治之矣。无如桂枝证所受之邪，阳邪也；桂枝证所据之地，躯干也。以躯干之邪而移入腹中，为阳邪陷于阴位。阳邪据于阳，自宜治以寒热停匀之法。既已入阴，阴将蔽之而不使出，此腹所以满，阳又不甘为蔽而与相支持。此所以时痛，故必以比于阴而不附阴不助阴者，使之入阴，以操同室之戈，拔陷入之阳邪，仍使从表出耳！倘阴不欲蔽阳，仅为阳入阴中而与阴角，则但痛而不满矣。勿拘拘于满而不痛，不满而痛，此犹胀满、冷痛分为两篇之旨也。

肠鸣

【丹参】〔微寒〕。主心腹邪气，肠鸣幽幽如走水。

【桔梗】〔微寒〕。腹满，肠鸣幽幽。

【海藻】〔寒〕。腹中上下鸣。

昆布：寒。

《证类》

半夏：生微寒，熟温。胸胀，咳逆，肠鸣。

伤寒，汗出解之后，胃中不和，干噫食臭，胁下有水气，腹中雷鸣，下利者，生姜泻心汤主之。伤寒中风，医反下之，其人下利日数十行，谷不化，腹中雷鸣，心下痞硬而满，干呕，心烦不得安。此非结热，但以胃中虚，客气上逆故也，甘草泻心汤主之。呕而肠鸣，心下痞者，半夏泻心汤主之。腹中寒气，雷鸣切痛，胸胁逆满，呕吐，附子粳米汤主之。可见水火不相激，不为肠鸣，阴阳能相交，肠鸣自已。然此皆因他病中有肠鸣，不得以肠鸣为病本也。惟此数味者所主之肠鸣，乃为病之本。然亦同为阴阳不交，水火激射，所异者，并无他病，乃水为气束而难行，气为痰格而难达，淹蹇抑郁，莫名其状，而惟肠自鸣耳。虽然还宜察其声，以求其故也。幽幽者，微而和；上下者，迴而转；咳逆者，不咳逆则不鸣。此其差等，即有阴不奉阳，阳不化阴，水不济火，火不布水之咎，而在气在血，在上在下在中之分，诚析其理而投之效矣。

卷之四

心下满急

【茯苓】〔平〕。心下结痛。

【枳实】〔寒〕微寒。心下急，痞痛，逆气。

【半夏】〔平〕生，微寒；熟，温。心下急痛坚痞。

【术】〔温〕。除心下急满。

【生姜】微温。和半夏主心下急痛《药性论》。

【百合】〔平〕。除心下急满痛《药性论》。

【橘皮】温。和杏仁蜜丸，主心下结硬孟诜。

《药对》

菴蔄子：微寒。主心下坚，疗心下坚，膈中寒热。

杏仁：温。主心下急满（臣），消心下急。

石膏：大寒。主心下急（臣），心下热气惊喘。

心下满急，即胸痹之类欤？不然何以篇中有橘枳生姜汤、茯苓杏仁甘草汤也。心下满急，即水饮之所为欤？不然何以篇中有枳术汤、小半夏汤、小半夏加茯苓汤也。夫心下满急之气结不行，固有类于胸痹，其为病之根，固不出于水饮，第言其处则曰心下，言其状则曰满急，能不推求其故，混同胸痹、水饮治之乎？夫曰心下，则其处狭于胸中；曰满急，则其状甚于胀痛。盖贮物充盛毫无空隙，谓之满；急如弦张，谓之急，《通评虚实论》王注。非特不波及于腹，且不遍于胸。以为胸痹，则胸痹有缓有急，此则但急不缓；以为支饮，则支饮在傍，此则在中，所据之地甚微，所凭之势甚猛，自是胸中之气为水饮所格，急切不能升降。《金匮要略》曰：病人胸中似喘不喘，似呕不呕，似哕不哕，彻心中愦愦然无奈者，生姜半夏汤主之。彼则言其所欲不能之迹，此则言其为病之根，若生姜半夏汤，则正煌煌列于篇中者也。更详篇中之义，此证系以阴困阳，特其阳有盛有衰，其最衰者宜化阴以伸之，其次则导阴以舒之。百合、蓄薗子。其最盛者虽困于中，仍能劫阴以助阳，却宜通阳以救阴者石膏，其等限不可紊也。篇中仅胪①药十味，与《腹胀满篇》同者四，与《痰饮篇》同者六，与《上气咳嗽篇》同者四，只石膏一味无同焉，以其病固与腹胀满同状而部位异，与痰饮同体而动静异，与上气咳嗽同源而趋向异耳。

心烦

【石膏】〔微寒〕大寒。止消渴，烦逆。

【滑石】〔寒〕大寒。除烦热，心躁。

【杏仁】〔温〕。心下烦热。

【栀子】〔寒〕大寒。心中烦闷。

【茯苓】〔平〕。心下结痛，寒热，烦满。

【贝母】〔平〕微寒。伤寒烦热，咳嗽上气，止烦热渴。

【通草】〔平〕。疗脾疸，常欲眠，心烦。

李根：大寒。止心烦逆，奔气。

竹沥：大寒。暴中风，风痹，胸中大热，止烦闷。

乌梅：平。主下气，除热烦满。

鸡子：微寒。除心下伏热，烦满，咳逆。

---

① 胪（lú 卢）：陈列。

豉：寒。伤寒头痛，寒热瘴气，恶毒，烦躁，满闷。

【甘草】〔平〕。烦满，短气。

【知母】〔寒〕。伤寒，久疟，烦热。

【尿】寒。疗血，闷热狂《日华》。

《蜀本》

芦荟：寒。主热风，烦闷，胸隔间热气。

天竺黄：寒。

胡黄连：平。大人五心烦热《唐本》。

《药对》

王不留行：平。主心烦（君）。止心烦，鼻衄。

石龙芮[1]：平。主心烦（君）。止烦满。

玉屑：平。主胸中热，心烦（君）。除胃中热，喘息，烦满，止渴。

鸡膍胵[2]：微寒。除热，主烦热（君）。除热止烦。

寒水石：大寒。主烦热（臣）。皮中如火烧，烦满。

蓝汁：寒。主烦热（君）。止心烦躁《药性论》。

楝实：寒。主大热狂（使）。伤寒大热烦狂。

廪米：温。止烦热（臣）。主下气，除烦渴。

败酱：微寒。主烦热（臣）。除疹，烦渴《药性论》。

梅核仁：平。主烦热（臣）。

蒺藜子：微寒。主心烦（君）。止烦，下气。

龙齿角：平。主小儿身热（臣）。

---

① 石龙芮：别名水堇、姜苔、水姜苔、鬼见愁、野堇菜、黄花菜、水芹菜等。为毛茛科植物石龙芮的全草。

② 鸡膍胵（bìchī 毕吃）：鸡胃。膍，胃；胵，鸟类的胃。

牛黄：平。主小儿痫热，口不开，心烦（君）。

酸枣：平。主心烦。烦心不得眠，虚汗，烦渴。

烦之训为劳《礼记》《乐记》注、为剧《周官·司隶》注、为扰《广雅·释诂》、为乱《考工记·弓人》注、为多《淮南·俶真训》注、为众《大戴记·少间》注，似与病之烦不相当者，而不知烦，心病也。凡心之为用，由外入者，自此而藏于中，由中出者，自此而暴于外。设有热芜累于其间，则中外搅扰，于是平昔之所为，与目之所见，耳之所闻，未尝思而忽来，欲剖决而不得。一事未已，一事复起，憧憧往来，历碌难稽，此可为众、多、扰、乱、剧、劳否耶！虽然是在方书，溯其源则一出于热，揆其派则为虚热、为实热已耳。及历稽是篇所隶，而后知热之所由化，热之所挟持，热之所停顿，不一而足。并有不必由热者，观之天可知。夫天之所以使人烦者，非湿热郁蒸，即蕴隆亢旱。然不有山川崇卑，彼此之相殊乎？不有夏秋春冬，节序之早晚乎？就其推移，溯其迁化，已指不胜屈，况即郁蒸亢旱而论，民之所以徙避望救者，且必审高下向背以求即于安。

此治烦之所以炽盛者折石膏、楝实、寒水石、蓝汁，冲逆者抑杏仁、栀子、竹沥尿、乌梅、蒺藜，相持者解贝母、李根皮、豉，壅遏者通通草、滑石、茯苓、王不留行，疲罢者和甘草、䵃米，焦涸者滋知母、鸡子、酸枣仁、玉屑，顽劣者化牛黄、败酱，散漫者收龙齿。究致病之源，随所在即所据而利而导之，慰而安之。治烦之法于是乎扩充，然谓已尽则未也。

烦非重病也。故太阳病，欲自解者，必当先烦，乃有汗而解。阳明不吐不下，心烦者，可与调胃承气汤。病已差，尚微烦不了了者，不过大便硬。太阴中风，四肢烦疼，为欲愈。少阴病，虽烦，下利必自愈，恶寒而踡，时自烦，欲去衣被者可治。厥阴病，厥而呕，胸胁烦满者，其后仅便血。寸口脉阴阳俱紧证，至其人大烦，目重，睑[1]内际黄，为欲解，皆以烦乃从阴出阳之候也。惟其兼躁则为自阳入阴，乃是重病，故太阳病躁烦者，为欲传。伤寒六七日，躁烦者，为阳去入阴。而少阴病，吐利，躁烦，四逆者死。自利，烦躁不得卧者死。亦良以烦属于心，躁属于肾耳。

考躁之训为动《淮南·主术》注、为疾《广雅·释诂》、为狡《淮南·原道》注、为不安静《论语》季氏集解引郑注、为暴急《荀子·富国》注、为好变动《周书谥法》。是烦为心动，躁为体动。心动犹是阳不容阴，体动则是阴不容阳，故且烦且躁者虽系死征，犹有可救，若仅躁不烦，则阳亦无以自容，故阳微，发汗则躁不得眠。少阴病，不烦而躁者死。伤寒，发热，下利，厥逆，躁不得卧者死。脉微而厥，肤冷，躁无暂安时者，为脏厥。则皆必死之证矣。虽然烦亦不尽由心，然必病应于心乃烦；躁固不由于体，然必病应于体乃躁。故湿家有身体烦疼，关节烦疼；脾病有腹中烦重；谷疸，饱则发烦，头眩；黄疸有四支苦烦；妇人杂病有腹满，手掌烦热。而躁之义，更有如物既燥，乃动而飞扬者《释名》，则系阳不浃阴，阴不入阳，阳燥而欲飞动，阴非特不能使之摄纳，且将迸而逐之矣。虽然欲知烦之所以然，断须扩充斯义，若注此篇之烦，则毋庸论计及此，何者？篇目固曰心烦也，形容心烦之状，莫妙如反复颠倒，心中懊憹者，此篇栀子豉汤咸具焉，故曰烦非重病也。然亦非实病，如心中悸而烦，心中烦不得卧，下利，咽痛，胸满，心烦下利，咳而呕渴，心烦不得眠，可知矣。而其主治颇取裁于是篇，则此篇

① 睑：原作“脸”，据《伤寒论》改。

之不可列极寒、极温、极补、极泄，正为此矣，似与仲景书各途而实一贯之大指也。

积聚癥瘕

【空青】[1]〔寒〕大寒。破坚积。

【朴消】〔寒〕大寒。逐六腑积聚，固结留癖，破留血，闭绝，停痰，痞满。

【芒消】大寒。主五脏积聚，久热胃闭，破留血，腹中痰实结搏。

【石硫黄】〔温〕大热。疗心腹积聚，冷癖在胁。

【粉锡】〔寒〕。去鳖瘕。

【大黄】〔寒〕大寒。破癥瘕积聚，留饮宿食。

【狼毒】〔平〕。破积聚饮食寒热水气，胁下积癖。

【巴豆】 〔温〕生温、熟寒。破癥瘕结聚，坚积留饮，痰癖。

【附子】〔温〕大热。破癥坚积聚，血瘕。

【乌头】〔温〕大热。破寒热积聚。

【苦参】〔寒〕。主心腹结气，癥瘕。

【柴胡】〔平〕微寒。去肠胃中结气，饮食积聚，诸痰热结实。

【鳖甲】〔平〕。主心腹癥瘕，坚积，寒热，温疟，血瘕。

【蜈蚣】〔温〕。疗心腹寒热结聚。

赭魁:[2] 平。主心腹积聚。

---

① 空青：含铜的碳酸盐矿物。

② 赭魁：《本草纲目·草七·赭魁》："时珍曰：其根如魁，有汁如赭，故名。魁乃酒器名。"

白马溺：微寒。破癥坚积聚，男子伏梁，积疝，妇人瘕疾。

鮀甲①：微温。主心腹癥瘕，伏坚，积聚，寒热。

【矾石】〔大热〕生温、熟热。一本作矾石。掌氏曰：矾石条并无主疗积聚癥瘕之文。一本作矾石者，为非。

【芫花】〔温〕微温。掌氏曰：唐《蜀本》作荛花，今据《本经》。荛花破积聚癥瘕，而芫花非的主，当作荛花。

鳣鱼②：微温。掌氏曰：《唐本》《蜀本》云：鮀鱼甲微温。无此鳣鱼一味，遍寻本草并无鳣鱼，上已有鮀甲，此鳣鱼为文误，不当重出。

《蜀本》

续随子：温。主妇人血结月闭、癥瘕、痃癖、瘀血，除痰饮积聚、下恶滞物。

京三稜：平。主老癖、癥瘕、结块。

太阴玄精③：温。心腹积聚，冷气。

威灵仙：温。久积癥瘕，痃癖，气块。

《药对》

牡蒙④：平。主心腹积聚，寒热邪气。

蜀漆：平。主癥结癖气（使）。腹中癥坚痞结积聚。

贯众：微寒。主肠中邪气积聚（使）。破癥坚。

甘遂：寒。主破癥结积聚（使）。破癥坚积聚，利水谷道。

天雄：大热。主破癥结积聚（使）。破积聚，邪气，心腹

---

① 鮀甲：即扬子鳄的鳞甲，《图经》曰："鮀，生南海地泽，今江湖极多……形似守宫陵鲤辈而长一二丈，背尾俱在鳞甲，善攻鮀岸，夜则鸣吼，舟人甚畏之"。

② 鳣鱼：古代一种吹沙小鱼。

③ 太阴玄精：为硫酸盐类石膏族矿物石膏的晶体。

④ 牡蒙：紫参。明·李时珍《本草纲目·草一·紫参》："紫参、王孙，并有牡蒙之名。古方所用牡蒙，多是紫参也。"

结积。

理石：寒。主除热结，破积聚。破结聚。

消石：寒。主破积聚坚结（君）。去蓄结饮食，推陈致新。

《证类》

猪肚：微温。

《五十五难》曰：积者阴气，聚者阳气，故阴沉而伏，阳浮而动。气之所积名曰积，气之所聚名曰聚。积者五脏所生，聚者六腑所成。积者，其始发有常处，其痛不离其部，上下有所终始，左右有所穷处。聚者，其始发无根本，上下无所留止，其痛无常处。巢元方曰：癥者，由寒温失节致腑脏之气虚弱，而食饮不消聚结在内，渐染生长块段，盘牢不移动者是也。瘕者，由寒温不适，饮食不消，与脏气相搏，积在腹内结块。瘕痛随气移动，虚假不牢者是也。观此则积聚由气，癥瘕由物，积定而聚移，癥牢而瘕散，截然四项，不可混矣。

乃今不特篇题合而为一，所列之药竟有一物而四项并主之者大黄、巴豆、附子、白马溺、鮀甲、续随子、甘遂，有并主三项者蜀漆、贯众、天雄，主积聚癥；鳖甲、威灵仙，主积聚瘕，有并主二项者朴消、芒消、石硫黄、狼毒、乌头、柴胡、赭魁、元精石、牡蒙、理石、消石，主积聚；苦参、京三棱，主癥瘕，其仅主一项者空青主积，蜈蚣主聚，粉锡主瘕，又不四证皆有癥无主者，不竟与《难经》《病源》不相应欤？虽然气能阻物，物亦能阻气，则因积聚可以生癥瘕，因癥瘕可以致积聚矣。聚者，气有聚散；瘕者，物可动移，故积可兼癥瘕，聚不可兼癥瘕，积聚可兼癥不可兼瘕，是其篇目正合以类相从。其论治正合缘异生别，谓之为混，适当因混而得析，谓为不相应，正赖此乃得互相印证，其果混耶！其果不相应耶！是巳可尢措意所宜。措意者，部分也，物类也。细核篇中部分之目有三，曰心腹蜈蚣、石硫黄、赭魁、苦参、鮀鱼甲，曰胁下狼毒，曰肠胃柴胡。物类之目有五，曰痰朴消、巴豆、续随子，曰水狼毒、甘遂，曰饮狼毒、消石、大黄、续随子，曰食狼毒、消石、大黄、甘遂，曰血朴消、芒消、鳖甲、附子、续随子。皆以诏后人因病何在，而求药之所抵，因物何属，而取药之所当，为反三之举一焉。故就是中而言，则任六淫皆可致积聚，而柴胡、乌头可以治风；附子、天雄、石硫黄可以治寒；苦参、贯众、理石可以治暑、治火；诸消、空青、大黄可以治燥；威灵仙、甘遂、狼毒可以治湿。出乎外而言，则任随物皆能成癥瘕，而狗屎可治鱼肉癥；败篦、败梳可治虱癥；鸡屎白可治米癥；油可治发癥，莫不圆陀陀活泼泼，更出其外而究之，且无不可矣。

积聚癥瘕以互相援引而成，则互相牵制为治，其用也有体焉，益当知之，则其所以然，自可识也。夫曰：气为积聚，物为癥瘕。然不有气而竟成癥瘕，物而仅成积聚者乎？物而仅成积聚，则《金匮要略》所谓宿食者，明系食物结而不行，惟凭吐下，不谓癥瘕是也。气而竟成癥瘕，则《诸病源候论》所谓积聚痼结者，明系气聚，复因邪气重沓牢痼，久即成癥是也。若是，则积聚癥瘕益似混而难定，而孰知如此乃益可定耶！请以四言决之，曰：形而上者为积聚，形而下者为癥瘕。积聚者，以物之死气阻人生气；癥瘕者，已自钟生气，而用人生气为使。尽之矣。何谓形而上者为积聚？仲景曰：脉紧如转索无常者，宿食也。又曰：脉紧，头痛，恶风寒，腹中有宿食不化也。见风寒之脉，风寒之证，而并无风寒，止系宿食为患，故虽实有物而仅得为积聚，不谓为癥瘕。以其见证形于上、形于外，所以知其因气为害也。何谓形而下者为癥瘕？仲景曰：妊娠六月动者，前三月经水利时，胎也。下血者，后断三月，衃也，所以血不止者，其癥不去故也。又曰：阳明病，中寒，不能食，小便不利，手足濈然汗出，欲作固瘕，必大便初硬后溏，以胃中冷，水谷不别故也。证属伤寒，宁汗出而不得小便，已结胎元，宁漏下而不以养胎，故虽实无物而竟目为癥瘕，不谓为积聚，以其见证形于下、形于内，所以知其因物为害也。何谓以物之死气阻人生气？则如以上宿食诸证是也。何谓其物自钟生气，用人生气为使？则如《千金》《外台》诸书所论发癥嗜油，食癥嗜食，鱼肉癥嗜鱼肉，米癥嗜米，此非人所欲食，乃物使然也。

然则癖也，痃也。独非有形堪与积聚癥瘕匹者乎！篇中所列药物，明载治是两病者，且四之一，特同类得以相该而于目不繁赘耳。欲释此者，犹可不别其同中之异耶！巢氏曰：三焦否膈，则肠胃不宣，因饮水浆过多，便令停滞不散，更遇寒气积聚成癖。癖谓僻侧，在两胁之间，有时而痛苦，经久不差，结聚成形段而起。按之水鸣则为久癖，若两胁之侧转动便痛，不耐风寒，不欲食而短气，又为水癖。由是观之，积聚癥瘕有在偏旁者，然不终在偏旁，癖则无在中者；积聚瘕有因水浆者，然不皆因水浆；癖则无不因水浆者，以此为别，庶可知其异矣。至于痃，诸书皆不言其状，惟《外台秘要》凡治痃方悉云：两胁相引，弦急胀满。则是癖之属，而兼胀满弦急者。盖癖惟由饮，痃则兼气，故本篇药物主治于癖，则曰冷、曰饮、曰痰、曰留。惟兼痃则曰瘀血续随子、曰气块威灵仙、是其所以分，犹不可意会得耶！且《外台》主治方目有酒癖、有痰癖、有饮癖、有癖饮、有疗癖、有癖结、有寒癖、有久癖、有癖羸瘠、有痃癖、有痃气、有痃癖不能食、有癥癖、有癖硬如石、腹满、有癥癖痃气灸法。癖不称气，而痃则称气，亦可证前言之不谬也。

条而巻之，按而则之，治癖治痃，思过半矣。

鬼疰尸疰

【雄黄】〔平寒〕大温。主鬼疰，杀精物恶鬼。

【丹沙】〔微寒〕。杀精魅邪恶鬼。

金牙：平。主鬼疰，毒蛊，诸疰。

【野葛】〔温〕。杀鬼疰。

【马目毒公】〔温〕微温。主鬼疰，精物，辟恶不祥。

【女青】〔平〕。逐邪恶气，杀鬼，温疟，辟不祥。

【徐长卿】〔温〕。主鬼物百精。

虎骨：平。除邪恶气，杀鬼疰毒。

狸骨：温。主风疰，尸疰，鬼疰，毒气在皮肤中淫跃如针刺，心腹痛走无常处。

鹳骨：主鬼蛊，诸毒，五尸，心腹疾。

獭肝：平。主鬼疰，蛊毒。

芫青：微温。主风疰，鬼疰。

【白僵蚕】〔平〕。

【鬼臼】〔温〕微温。掌氏曰：《神农本草》鬼臼一名马目毒公。今此疗鬼疰、尸疰，药双出二名，据本草说为重，当删去一条。然详陶隐居注鬼臼条下，以鬼臼与马目毒公为一物，及古方多有两用处，今且并存之。

白盐：寒。掌氏曰：《本经》言盐有食盐、光明盐、绿盐、卤盐、大盐、戎盐六条，并无白盐之名。遍检诸盐皆不主鬼疰、尸疰，惟食盐主杀鬼蛊邪疰。又陶隐居注戎盐条下，述虏中盐有九种，云：白盐，食盐常食者。则白盐乃食盐之类，而食盐主杀鬼蛊邪疰，疑此白盐乃食盐耳。即当为温，又不当为寒也。

《蜀本》

天灵盖：平。

腽肭脐①：大热。主鬼气、尸疰，梦与鬼交鬼狐、魅心腹。

《药对》

麝香：温（君）。杀鬼精物，疗凶邪鬼气。

卷柏：温（臣）。治尸疰、鬼疰、腹痛，去百邪、鬼魅《药性论》。

败天公②：平（君）。主鬼疰精魅。

牛黄：平。除邪逐鬼。

龙齿：平、微寒。杀精物。骨，主心腹鬼疰，精物老魅。

雷丸：寒、大寒。

安息香：平。主心腹恶气鬼疰。

代赭：寒。主鬼疰，杀精物恶鬼，腹中毒邪气。

世无识鬼疰、尸疰者，以余揣之，其病颇有。皆缘医不加察，漫认为劳，投以寒凉滋补，无不毙者。遂更传其亲串，病复如是，甚至阖门并逝，殊可悲悯也。巢氏曰：疰之言住也，谓邪气居住人身，由阴阳失守，经络空虚，风寒暑湿劳倦所致。

言其连滞停住也，夫尸者，人之体魄；鬼者，人之精灵。人之与人，本系同类而相亲。是以中尸气者，令人寒热淋沥，沉沉默默，不的知所苦，而无处不恶。或腹痛胀满、喘急不得气息、上冲心胸、旁攻两胁，或螺块踊起，或挛引腰脊，或举身沉重、精神错杂昏谬，是病于人躯体为多。中鬼气者，令人心腹刺痛，或闷绝倒地，得差之后，余气不歇，积久停住，发动有时，是病于人腑脏者为多，其不传染他人而专贻亲串。则

---

① 腽肭脐（wà nà qí 洼那齐）：别名腽肭兽、海狗肾。海狮科动物海狗或海豹科动物海豹雄性的阴茎和睾丸。

② 败天公：破败的竹笠，烧灰入药。

以昼夜陪伺，调护忧伤之余，患气熏灼之久故耳。

观篇中用意，皆假变幻灵通之质、威厉猛烈之性、芳香走窜之气、沉雄恶毒之味，按其为中躯体、为中脏腑，循隙析理而投之，以震惊其居住之坚牢，钤制其止发之自由，静则诱引而搜剔之，动则乘势以驱逐之。不涉于补，不流于泻，其境与虚劳迥异，知其异而按其则以为治焉，非特愈一人疾厄已也。

虽然此为疰病，不传变者言耳，逮其传变则不得以此律之矣。详哉苏游之论也，其言曰：疰病初得半卧半起，号为殗殜[①]；气急咳者，名曰肺痿；骨髓中热，称为骨蒸；内传五脏，名之伏连。假如男子因虚损得之，名为劳极；吴楚云淋沥，巴蜀云极劳；死讫复易家亲一人，故曰传尸，亦名转疰。是殗殜、肺痿、骨蒸、伏连、淋沥，各有其治而无与于篇中诸药物矣。特既可名劳极，则是去劳极为近。究何以析之？夫劳之为病，《金匮要略·虚劳篇》论之详矣，疰病仍当以苏游之论为别，曰：传尸之候，心胸满闷，背髆[②]烦疼，两目精明，四肢无力，虽知欲卧，睡常不着，脊膂急痛，膝胫酸寒，多卧少起，状如佯病。每至旦起，即精神尚好，欲似无病。从日午以后，即四体微热，面好颜色，喜见人过，常怀忿怒，才不称意，即欲嗔恚。行立脚弱，夜卧盗汗，梦与鬼交通，或见先亡，或多惊悸，有时气急，有时咳嗽，虽思想饮食而不能多食。死在须臾而精神尚好，或两胁虚胀，或时微利，鼻干口燥，常多粘唾，有时唇赤，有时欲睡，渐就沉羸，犹如水涸，不觉其死。此其与虚劳大异者也。至其分析传变五脏之形，曰其源先从肾起，初受

---

① 殗殜（yè dié 页叠）：传尸病的别名。

② 髆（bó 搏）：肩。《说文·骨部》：“髆，肩甲也。”

之气，两胫酸疼，腰脊拘急，行立脚弱，食饮减少，两耳飕飕似风声，夜卧梦泄，阴汗痿弱。肾既受已，次传于心。心初受气，夜卧心惊，或多忪悸，心悬乏气，吸吸欲尽，梦见先亡，有时盗汗，食无滋味，口内生疮，心常烦热，惟欲眠卧，朝轻夕重，两颊唇口悉红赤如傅胭脂，又时手足五心皆热。心既受已，次传于肺。肺初受气，时时咳嗽，气力微弱，有时喘气，卧即更甚，鼻口干燥，不闻香臭，假令得闻，惟觉朽腐物气，有时恶心，愦愦欲吐，肌肤枯燥，或时刺痛，或似虫行，干皮细起，状若麸片。肺既受已，次传于肝。肝初受气，两目䀮䀮，面无血色，常欲颦眉，视不及远，目常干涩，又时赤痛，或复睛黄，朝暮瞢①眬，常欲合眼，及至于卧，睡还不着。肝既受已，次传于脾。脾初受气，两肋虚胀，食不消化，又时溏利，熟食生出，有时肚痛，腹胀雷鸣，唇口焦干，或生疮肿，毛发干耸，无有光润，或复上气，抬肩喘息，利赤黑汁，至此候者，将死之证也。能悉乎此，斯不与虚劳混，彼此误治矣。

《千金》之隶是于肺病项下也，将无以其气从鼻吸入耶？抑以其能变肺痿骨蒸耶？然皆小焉者也。其大处则以是病乃坏人之精魄，致魂无所依，气无所主，血无所朝而死。魄非肺之所藏耶？魄者，金水之精，譬之于镜，能映物而不能烛物，遇寒则清，逢热则昏。故《千金》之论曰：凡诸心腹痛，服众方热药入腹，寂然不动，但益气息急者，此尸疰病也。试观前苏游所列病状，有一堪用热药者乎？篇中所列诸药物，有一大温、大热者乎？曰：尸疰初觉，先与甘草汁一升，消息少时，服瞿麦汤尽一剂，得下，便觉稍宽。亦可知其从鼻吸入，即布于胃

① 瞢（méng 蒙）：目不明。《说文·目部》：“瞢，目不明也。”

而化热，遂盘旋于血分、水道。水道者，肺气所由通调；血分者，肺家为所朝会。入其所主之窍，窒其敷布之节，而铲削其所客之神，消耗其所治之气，始终与肺为患，谓为肺病不亦宜哉！

然篇中所列药物，谓为治肺不可也，其理何在？夫病在何脏，即从何脏治，是金元以来所长，苟其当理，则不必更勤求古训矣。是固宜别其所感何气，观其所化何似，揣其所向何方，决其所成何患，则篇中药物，味味灵通，丝丝顺理，不治肺而肺家所入邪却，肺脏治节之职复，既不使邪恶之气化热而附水道、侵精魄，讵非的当之至欤！倘但知邪气何属，而不知邪气之化、邪气所在，而不知邪气之传，均可谓执中无权，举一废百，此有明后叶之弊，贻害于今者也。

惊邪

【雄黄】〔平寒〕大温。

【丹沙】〔微寒〕。

【紫石英】〔温〕。补心气不足，定惊悸，安魂魄，填下焦。

【茯神】平。止惊悸，多恚怒，善忘。

【龙齿】平。惊痫癫疾，狂走，心下结气，不能喘息。

【龙胆】〔寒〕大寒。主惊痫邪气。

【防葵】〔寒〕。癫痫，惊邪，狂走。

【马目毒公①】〔温〕微温。

【升麻】平、微寒。小儿风惊痫《药性论》。

【麝香】〔温〕。小儿惊痫，客忤，镇心安神。合丹沙水

① 马目毒公：鬼臼的别名。

灌下。

【人参】〔微寒〕微温。安精神，定魂魄，止惊悸。

【沙参】〔微寒〕寒。除血积，惊气。

【桔梗】〔微温〕。惊恐悸气。

【白薇】〔平〕大寒。疗惊邪，风狂，疰病隐居。

【远志】〔温〕。定心气，止惊悸。

【柏实】〔平〕。主惊悸，安五脏，益气。

【鬼箭】〔寒〕。

【鬼督邮】平。

【小草】〔温〕。

【卷柏】〔温〕平、微寒。镇心，治邪啼泣。

【紫菀】〔温〕。小儿惊痫。

【羚羊角】〔寒〕微寒。除邪气，惊梦，狂越，僻谬。

【鮀甲】〔微温〕。五邪涕泣，时惊。

【丹雄鸡】〔微温〕微寒。

【犀角】〔寒〕微寒。止惊，安五脏《日华》。

【羚羊角】〔温〕微寒。止惊悸。

【茯苓】〔平〕。忧恚惊邪恐悸，心下结痛。

【蚱蝉】〔寒〕。小儿惊痫夜啼。

《蜀本》

缩沙蜜：温。

《证类》

鬼臼：掌氏说见《鬼疰尸疰篇》。

搐搦牵掣，抽纵也，古人名之曰瘛疭，其病在筋脉；振颤震动，战栗也，古人名之曰振，其病在肌肉。皆由于外，而无与于神志。惊则病在神志而发自中，时若有所见闻，有所恐怖，其形体手足掣而不纵，动而不栗。所以然者，心以阳舍阴，以静摄动，骤有恐迫，阳缩入阴，动混于静，不能自振，则肝起为御侮，于是阳错行而气遂乱。《举痛论》曰：惊则心无所倚，神无所归，虑无所定，故气乱。《奇病论》曰：有所大惊，气上不下，精气并居。《金匮真言论》曰：肝病，发惊骇。《大奇论》曰：肝脉骛暴，有所惊骇。又曰：肾肝并，小弦欲惊。并与是义帖切，故篇中所列诸品，皆取乎奠安阳中之阴，扶翼动中之静。此犹朝廷纲纪紊乱，则方面并起，名曰勤王，实以观衅。但得内庭整肃，则方面自然退听。是以第交媾阴阳，调燮水火而不颛颛[①]于治心治肝，诚可谓以无厚入有间也矣。

然不曰惊而曰惊邪，则以惊有因邪而致者，与因惊而生邪者异也。因邪而致惊奈何？《金匮要略》曰：病有奔豚、有吐脓、有惊怖、有火邪，此四部病皆从惊发得之。不但言惊而继以发，见病虽固有，然不应致此，所以致此，则因乎惊也。《伤寒论》曰：太阳伤寒，加温针必惊。少阳不可吐下，吐下则悸而惊。是因邪致惊之由。柴胡加龙骨牡蛎汤、桂枝去芍药加蜀漆牡蛎龙骨救逆汤、桂枝加桂汤、茯苓桂枝甘草大枣汤、奔豚汤，是因邪致惊之治，其因惊而致邪，则下篇所列癫痫是矣。癫痫既别为篇，奈何兹篇重列治之之物？亦以癫痫虽因惊而致，然亦有因邪而惊，因惊复癫痫者，故篇中凡节《本经》《别录》诸物主治，涉及癫痫者，并与《癫痫篇》复龙齿、防葵、升麻、蚱蝉等是也，见惊邪、癫痫虽分门别户，然惊邪不解仍得为癫痫，癫痫之内仍有因惊邪者，疏其派，正以各会其全，非复也，亦

---

① 颛（zhuān 专）颛：拘谨。

非混也。

至篇中惊邪治法与《伤寒论》《金匮要略》迥不相谋，则以前所论诸汤皆治伤寒者也。夫邪亦何常之有，有正邪、有虚邪、有贼邪、有杂邪，风有八，痹有五，岂得概而言者，所论诸汤仅一奔豚汤自系杂邪，余者并属正邪变幻，不有此篇拾遗补阙，焉得治惊邪全体哉！

本篇诸药物主治除惊痫、癫疾外，多曰惊悸、曰惊狂。盖又有阴迫阳、阳迫阴之别焉。夫水停为悸，火盛为狂。惊悸、惊狂究其来历，虽绝不由水停火盛，征其见在，则有非水停火盛不为惊悸、惊狂者，其故可约略而言也。曰：伤寒八九日，下之，胸满烦惊，小便不利，谵语，一身尽重，不可转侧者，柴胡加龙骨牡蛎汤主之。非水停耶。曰：伤寒，脉浮，医以火迫劫之，亡阳必惊狂，起卧不安者，桂枝去芍药加蜀漆龙骨牡蛎救逆汤主之。非火盛耶？然以火盛而曰阳亡，以水停而用大黄，缘误治耳。设不因误治而阳迫阴，阴迫阳，则水停者当思浚其道；火盛者当思熄其焰。即指误治者言，水停仍须茯苓，火盛犹赖蜀漆，其旨不可窥见哉！况本是虚邪、杂邪。暨夫不因邪者，故篇中药物下所系主治，凡言惊悸者，无性寒之品，言惊狂者，无性热之品。就是而推，不既思过半欤！观其安阴于阳中雄黄、丹沙、人参、紫石英、柏实、紫菀，清火于水中龙胆，摄火以归土龙齿，导水以就洼茯神、茯苓，拨阴之遏阳升麻，举阳使出阴蚱蝉，挽阳以入阴远志，辟阳以通阴犀角，于阴中伸阳丹雄鸡，就阳中益阴沙参，凿阴之闭阳麝香，开阳之拒阴桔梗，帖阴阳之违从，施擒纵俾就理，曾谓治惊尚有遗义哉？

癫痫

【龙齿角】平。齿，主大人小儿惊痫，癫疾，狂走。角，主惊痫，瘛疭，身热如火。

【牛黄】〔平〕。小儿诸痫热，口不开，大人狂癫。

【防葵】〔寒〕。咳逆，温疟，癫痫，惊邪，狂走。

【白蔹】〔平〕微寒。小儿惊痫、温疟。

【牡丹】〔寒〕微寒。惊痫，邪气。

【莨菪子】〔寒〕。疗癫狂，风痫，颠倒拘挛。

【雷丸】〔寒〕微寒。主癫痫，狂走。

钩藤：微寒。主小儿寒热，十二惊痫。

【白僵蚕】〔平〕。小儿惊痫，夜啼。

【蛇床子】〔平〕。癫痫，恶疮，温中，下气。

【蛇蜕】〔平〕。主小儿百二十种惊痫，瘛疭，癫疾，寒热。

【蜣螂】〔寒〕。主小儿惊痫，瘛疭，腹胀，寒热，大人癫疾狂易。

【白马目】〔平〕。主惊痫，腹满，疟疾。

【铅丹】〔微寒〕。惊痫，癫疾，除热，下气。

【蚱蝉】〔寒〕。小儿惊痫夜啼，癫病，寒热。

【白狗血】温。主癫疾发作。

【豚卵】〔温〕。主惊痫，癫疾。

猪牛犬等齿：平。

熊胆：寒。

《蜀本》

芦荟：寒。主热风烦闷，胸膈间热气，小儿癫痫惊。

玳瑁：寒。止惊痫《日华》。

《药对》

白马悬蹄：平（臣）。主惊邪瘛疭。

淡竹沥：大寒（臣）。

蛇衔：微寒。主寒热（臣）。主惊痫，寒热，邪气，除热。

秦白皮：微寒、大寒。小儿痫，身热。

头发：温。小儿惊痫。

鸡子：平。主发热。主热火疮，惊痫。

狗粪中骨：平（臣）。主寒热，小儿惊痫。

露蜂房：平（使）。惊痫，瘛疭，寒热，邪气，癫疾。

白鲜皮：寒（臣）。小儿惊痫。

雀瓮[①]：平（使）。主小儿惊痫，寒热结气。

甘遂：寒（使）。

升麻：微寒（君）。小儿风惊癫（《药性论》）。

大黄：大寒（使）。

《证类》

银屑：与银薄同主定志，去惊癫，小儿癫疾狂走。

巢氏曰：痫者，小儿病也。十岁以上为癫，十岁以下为痫。予以为不尽然。《奇病论》曰：人有生而病癫者，得之在母腹，时母有所大惊，气上而不下，精气并居，故令子发为癫疾也。小儿有癫，则大人不可有痫乎？案备列癫病形象，莫详于《甲乙经》，其目但标癫者不兼瘛疭，癫狂并举则每兼之。而痫则口眼相引，目睛上摇，手足掣纵之谓。是癫不必掣纵，痫必掣纵，癫而狂亦掣纵，痫而癫或不掣纵，非癫痫之确别欤！奈世人见此二证而均不识也。凡卒仆无知，痰涎涌出者，无论掣纵与否，皆谓之痫，而以神识不慧，语言错乱者为癫。不知《甲乙经》所载，除因外邪寒热，此外如僵仆、呕沫、目妄见、口歪歪、

① 雀瓮：为刺蛾科昆虫黄刺蛾的虫茧。

悸、耳鸣、颊肿、吐舌、吐血、羊鸣、戾颈、短气、胸背痛、痿厥、洞泄、烦满、悲泣、转筋、目晾晾、衄衄皆癫之兼证。《病源》所载痫证如摇头弄舌、睡中惊掣、数啮齿、屈指如数、背脊强直、颈项反折等，与痰绝不相同。

痫之与癫岂果难分耶！虽然玩篇中所摘《本经》《别录》主治，则混称固不可，过析亦不可，要须深明其故也。观治痫者，每比于惊，可知其气之乱而伏行经隧矣；治癫者，每比于狂，可知其气之并而郁勃难达矣。而《难经》二十难曰：重阳者狂，重阴者癫。是当析者也。《灵枢·邪气脏腑病形》篇曰：心脉缓甚为狂笑，微涩为癫疾。其不析何也。《素问·脉解篇》：太阳所谓甚则狂癫疾者，阳尽在上而阴气从下，下虚上实，故狂癫。盖均是相并，阴盛于下则癫，阳盛于上则狂，阴阳互并而相搏则癫狂，此《甲乙经》多癫狂并提之证，本篇多狂癫并治之药也。而惊与痫之析者，有二阴急为痫厥，二阳急为惊之文，其混者有心脉满大痫瘛筋挛，肝脉小急痫瘛筋挛，肾肝并小弦欲惊之文并《素问·大奇论》。《病源》曰：气血不和，热实在内，心神不定，所以发惊，甚者掣缩挛痫。盖心主血脉，热气辏①于本则惊，辏于标则痫，此惊痫本相连属，古书所以多连称而本篇亦多惊痫并治之药也。试不析癫痫，而但举其所兼之疾，则有身热，龙角、铅丹、秦皮、牛黄。有温疟，防葵、白薮。有寒热，钩藤、蛇蜕、蜣螂、白马目、蚱蝉、蛇衔、露蜂房、雀瓮、狗粪中骨。有风邪，牡丹、芦荟、升麻。有恶疮，蛇床子、鸡子。有胀满，蜣螂、白马目、芦荟。有拘挛，莨菪子。凡得全篇十之五。若析癫痫，无论所兼所因者，龙角、牡丹、白薮、钩藤、白僵蚕、白马目、铅

① 辏（còu 凑）：车轮的辐聚集到中心，引申为聚集。

丹、玳瑁、白马悬蹄、蛇衔、秦皮、头发、狗粪中骨、鸡子、白鲜皮、雀瓮治惊痫，仅白狗血治癫。亦得全篇十之五。余则均可治癫狂，复可治惊痫者，准是而论，析之亦何益矣。即以两味并提，大人小儿者为十岁以上为癫，十岁以下为痫之证，则篇中特提小儿而癫痫皆治者，且三之一，此又何说焉？总之，比其兼证，别其寒温，而揣其上下，以定取舍，是用此篇治癫痫之大纲，亦分癫痫之微旨矣。

惊痫、癫狂既每相连为患，本篇固为癫痫正治，惊则前有《惊狂篇》，亦既详论治矣，至于狂，则舍与癫相连者，外遂可无治法乎？夫狂有四端，有阳郁、有七情、有火邪、有瘀血。阳郁者，《病能论》曰：阳气者因暴折而难决，故为怒狂。则所谓多与癫连者也。七情者，《癫狂篇》曰：狂始生，先自悲也。喜忘、苦怒、善恐者，得之忧饥。狂言、惊、善笑、好歌乐、妄行不休者，得之大恐。狂者多食，善见鬼神。善笑而不发于外者，得之大喜。狂，目妄见、耳妄闻、善呼者，少气所生。此皆宜循其端以导之，或针治，或如《阴阳应象大论》所谓悲胜怒、恐胜喜、怒胜思、喜胜忧、喜胜恐，消息其意而调之可也。火邪者，《伤寒论》曰：伤寒，脉浮，医以火迫劫之，亡阳必惊狂，起卧不安者，桂枝去芍药加蜀漆龙骨牡蛎救逆汤主之是也。瘀血者，《伤寒论》曰：太阳病不解，热结膀胱，其人如狂，血自下，下者愈。其外不解者，尚未可攻，当先解外，外解已，但少腹急结者，乃可攻之，宜桃核承气汤。太阳病，六七日表证仍在，脉微而沉，反不结胸，其人发狂者，以热在下焦，少腹当硬满，小便自利者，下血乃愈。所以然者，以太阳随经瘀热在里故也，抵当汤主之是也。曾谓不与癫连者，遂无治法乎？然则神识不慧，语言错乱，世俗所谓癫者，又何从治？

是在《金匮》可按也，曰：防己地黄汤，治病如狂状，妄行，独语不休，无寒热，其脉浮。既无外感，复无掣纵，如狂非狂、似癫非癫，其治如此。则与之类者，可推测而知其概矣。

孙真人《千金方》、王太守《外台秘要》于惊痫癫狂，皆加以风字。《千金方》又于《风癫论》中附载《素问·厥论》全篇，其义趣皆当深考者也。夫阴阳在人，互相维系乃生，两相背驰则死，可即而不可离。然有乍相激而遂相离者，有久相拒而仍相维者。无他，一则积渐使然，一则卒然乘之耳。夫癫痫与伤寒，其阴阳之偏颇无异，然而伤寒胜负不过十余日而决裂，癫痫相持有至数年、数十年不愈亦不死者，此其故自有在矣。譬之汉楚鏖斗五载而亡，七国媾争二百余年未已，且其间齐、成、田氏，晋室三分，他国终不能遂吞并之谋，由其素与民浃不肯相离也。是故癫由厥成，风从厥化；痫以惊作，惊为风生。风煽火炽，火烁狂发，惊痫癫狂，乌得不加风字。而其所谓风，在《厥论》固足寒则火上逆而生风为狂，足热则风痰上涌而为癫。而厥成为癫疾《脉要精微论》，精气并居于上为癫《奇病论》，阳尽在上，阴气从下，下虚上实为狂癫《脉解篇》，阳盛则四支实，能登高弃衣而走，且妄言骂詈不避亲疏《阳明脉解篇》，无不可一以贯之。是其以渐相并之势，积微成著之机，或以阴铐阳而阳愈盛，如灯烛之燃脂；或引阳就阴而阳愈牢，如薪炒之蓄火。岂犹冰炭之相迫，水火之相沃，能不眨眼而澌尽哉！故曰：癫疾厥狂，久逆之所生《通评虚实论》。是其酷似七雄之争，非如鸿沟之斗也。使尽检《千金》《外台》，凡风狂、风惊恐、风邪、五邪风、惊悸风、惊恐、风癫、五癫、风痫、风眩、风旋诸方，合之本篇所用，所未及用者，止十四味，而在附录者止八味，盖已得十分七八矣。苟以意消息之，犹有不能用之物哉！

癫者，阳搏阴而难通；狂者，阳绝阴而无制。皆阳穷化风，与惊痫之阳为风煽者异，奈何药物能并主之也？夫合而言之，则惊狂掣纵，卒倒无知之际，但见风阳之扰乱，遑定本末于由来，并治之物急所当需，特苦仅得四味耳。就四味而言，如龙齿角摄水火于土而不使相逐；牛黄除蓄热于土而兼清内外；蜣螂纳秽浊于土而扑火之焰，防葵出土最早而得水能沉。均无论内伤外感，皆可施用者，又何阳化风，风煽阳之别，而有所隔碍耶？分而言之，则惊邪既有专条，狂走又多别故如瘀血、大热等病中，皆可寻狂之治则。是篇所重独在癫痫，故所列多直探病本，不假旁推侧击，而发表去邪者，绝迹难求。于此可悟《灵枢·癫狂》篇有骨癫、筋癫、脉癫，而无肉癫、皮癫。如有肉癫、皮癫，则外发之物在所必用矣。《通评虚实论》曰：癫疾脉搏大滑，久自已，阳中有阴也。脉小坚急，死不治，阴之拒阳也。虚则可治，阴可合阳，阳可合阴也；实则死，阴阳不可相入也篇中生而病癫，厥成为癫。癫字《内经》皆作巅，故王注咸谓为首疾。今从《甲乙经》《千金方》，引用以皇甫士安、孙真人皆在太仆前也。

喉痹痛

升麻：平、微寒。风肿诸毒，喉痛，口疮。

【射干】〔平〕微温。喉痹，咽痛，不得消息。

【杏仁】〔温〕。雷鸣，喉痹，下气。

【蒺藜子】〔温〕微寒。主喉痹。

棘针：寒。掌氏曰：《本经》白棘一名棘针，不主喉痹痛。“棘刺花”条末云：又有枣针，疗喉痹不通，此棘针字当作枣针。

【络石】〔温〕微寒。喉舌肿不通，水浆不下。

【百合】〔平〕。除喉痹。

篁竹叶：大寒。除喉痹。

【莽草】〔温〕。疗喉痹不通。

【苦竹叶】大寒。

《唐本》

细辛：温。开胸中，除喉痹。

《药对》

豉：寒。治喉开不通（使）。主喉痹卒不语。煎一升服，覆取汗。

当归：温。切，醋熬，傅肿上。亦主喉闭不通（君）。

曹青岩[①]曰：喉咙主天气；咽嗌主地气。盖咽主纳谷；喉主出气。天气者，肺气，地气者，胃气也。天气为邪所阻，则心主三焦之施化不行，故浊结于上而为痹。《病源》曰：喉痹，喉里肿塞痹痛，水浆不得入，令人壮热，恶寒，七八日不治则死。邪客于喉，则人阴阳之气不能出于肺，循喉而上下是也。地气为邪所阻，则脾胃之转输不利，故浊蒸于上而为肿，《灵枢·痈疽论》：猛疽发于嗌中，不治。化为脓塞嗌中，半日死。脓得泻者，饮以豕膏，三日已是也。然痹则无脓，有朝发夕死者；肿则有脓，有数日不死者。盖喉为气道，气道阻则津液留而不化，结为痰涎，阻塞窍隧；嗌为食道，食道阻则胃气馁而化热，蒸为脓血，阻遏气机，故泻脓易而撤痰难也。痹肿皆邪气所为，有上受而结者，下传而结者，故凡内肿及外，外肿涉内，内肿

① 曹青岩：曹禾，字畸庵，又字青岩，清代医家。著有《医学读书志》《医学读书附志》《疡医雅言》《痘疹索隐》，上述诸书合刊为《双梧书屋医书》四种。

外不肿，外肿内不肿，或曰喉闭，或曰喉风，是皆痹之类。更有上热下寒，肿白而赤，汗出，喘逆为阳之内竭；喘渴吐血，闭不能饮，烦扰壮热，为阴之内竭，是皆不治。又如嗌上下左右，或奇或偶，结肿为脓曰痈，不为脓曰蛾，为腐曰疳，是皆嗌肿之类。实则热痛俱盛而神清，虚则热痛俱微而神倦，竭则如痹而死矣。更妇人女子有所结于内，亦发于喉，或肿或腐，遇劳怒即发，不甚为楚。男子间亦有之，室孀发者特甚，是即少阴咽痛也。少阴主唾，热则唾不上供，利少阴之气，即致少阴之唾，非劳极之唾为热涸而音喑喉蚀比也。

据此则喉痹重在闭，嗌肿重在痛矣。然《厥论》曰：手阳明、少阳厥逆，喉痹嗌肿。《咳论》曰：心咳则喉中介介如梗，甚则咽肿喉痹。则肿之甚者亦痹，痹之甚者亦肿，肿而至痹，痹而至肿，皆绝证也。故推原治法，定恃痛与闭孰甚。所以篇中标痛者二，其散发皆于阳分；标不通者四，其斡旋皆在阴中而均系开解，其余则尽下气之物矣。是治咽喉大旨，不外降散两端，更别以寒热之殊宜，较以轻重之得所，犹有遁而之不可为哉！

噎病

【羚羊角】〔寒〕微寒。除食噎不通。

【通草】〔平〕。

青竹茹：微寒。

头垢：微寒。治噎，酸浆水煎膏用之《药性论》。

芦根：寒。能解大热，开胃，治噎《药性论》。

牛齝[1]：平。按《拾遗》云：牛口中齝，草绞取汁服，止哕。不云治噎。《日华》云：牛涎，止反胃，呕吐，治噎。要取则以水洗口后，盐涂之，涎自出。

舂杵头细糠：平。主卒噎。

《药对》

鸬鹚头：微寒。主噎不通，头主噎及鲠，烧末服。

《说文》曰：噎，饭窒也。《诗正义》曰：噎者，咽喉蔽塞之名。此言噎之状。《病源》曰：噎由忧恚所致。忧恚则气结，气结则不宣流使噎。噎者，噎塞不通也。又曰：阴阳不和，则三焦隔绝，三焦隔绝，则津液不利，故令气塞不调理也。此言噎之由。盖忧为肺志，肾家之水赖肺以输，脾家之精赖肺以布，因忧气结不能循职，则津液结涩，气道不泽，食入遂窒塞焉。篇中之治，或因其津液内窒而通之于外竹茹、芦根，或因其气机外窒而通之于内羚羊角外革拘曲，而内之木直遂，或因其不降而通之于下通草，或因其不升而通之于巅头垢，或直达其阻塞杵糠，或曲肖其食物牛涎、颅鹚头。不泥执其由来，但歆动[2]其生气。古人治病往往如此，扩而充之，则贝母之解郁，萱草之忘忧，均可为三隅之反也。若因其气与食窒，而用香燥开通，苦寒克降，则不胜其夯，而病遂由此增剧矣。

虽然《千金方》述《古今录验》云五噎：气噎、忧噎、劳噎、食噎、思噎也。气噎者，心悸，上下不通，噎哕不彻，胸胁苦痛；忧噎者，天阴苦厥逆，心下悸动，手足逆冷；劳噎者，苦气膈，胁下支满，胸中填塞，令手足逆冷，不能自温；食噎

---

① 牛齝（chī 吃）：牛反刍。

② 歆（xīn 心）动：触动。

者，食无多少，惟胸中苦塞，常痛不得喘息；思噎者，心悸动，喜忘，目视𥉂𥉂。凡若是者，犹可但以篇中诸药治之欤？夫特据其始，自理归一致；暨推其变，则分遂殊异。津液结而不流，能使阳气痹而不宣，亦能使阴气凝而不释。阳痹不宣则蒸而生热，阴凝不用则滞而为寒，寒热相搏则激而成实，寒热相凌则削而成虚。故仲景曰：寸口脉浮大，医反下为大逆，浮则无血，大则为寒，寒气相搏则为肠鸣。医乃不知，令饮冷水，汗遂大出，水得寒气，冷必相搏，其人即噎。曰：趺阳脉浮，浮则为虚，浮虚相搏，故令气噎，言胃气虚竭也。曰：小青龙汤证，若噎者，小青龙汤去麻黄加附子主之。斯足以窥其际矣。更窍之以《千金》五噎丸、干姜汤之温，竹皮汤、羚羊角汤之寒，犹不可识其流耶！特走窜攻下，《千金》《外台》终不及用，此则常极加意耳。

有膈证者，每缘噎所致，《灵枢》仅列其名，《素问》推言其由，《外台》虽列其治，却甚不可明，本篇及《千金》并不载其目。膈者，病之末传，大证也，死证也，可不条理其绪，俾人识其端，或者十中可全二三乎？夫膈浅言之则《灵枢》一语尽其概，曰：气为上膈是也。分言之，则有上传下传焉。《素问·阴阳别论》曰：一阳发病，少气，善咳，善泄，其传为心掣，其传为膈，此上传也。一阳为胆与三焦，宜直达而不宜抑遏。抑遏则气机窒塞而难通，难通则运用于中者寡，上下间出者多，于是心不舒为掣，食难入为膈，此即由噎致者也。曰：三阳结，谓之膈，此下传也。三阳为小肠、膀胱，有经过而无滞留，留则逆，逆则满于中而反上出，此由反胃致者也。自金元以降，噎膈、反胃虽皆混称，然亦颇有见到语，曰：噎在上脘，膈在中脘，反胃在下脘是也。但未检《病源》所谓胸中气结，烦闷，津液不通，饮食不下，羸瘦，不为气力，为忧膈；心下苦实满，噫辄酢心①，食不消，心下积，结牢在胃中，大小便不利，为恚膈；胸胁逆满，噎塞，胸膈不通，噫闻食臭，为气膈；心腹胀满，咳逆，腹上苦冷，雷鸣，绕脐痛，食不消，不能食肥，为寒膈；脏有热气，五心中热，口烂生疮，骨烦，四肢重，唇口干燥，身体头面手足或热，腰背疼痛，胸痹引背，食不消，不能多食，羸瘦短气及癖，为热膈。且寒热外因，必连胀满忧恚，内因亦须便秘，其膈乃成。可见结在上而下仍通，结在下而上不阖，皆不能为隔，惟上下交锁，郁滞连衡，始得就耳。

故噎、不便秘仅可谓噎，反胃、自呕不过反胃。倘反胃不呕又不能食，噎且便秘，胸腹不通，斯则膈矣。趺阳脉浮而涩，浮则为虚，涩则伤脾，脾伤则不磨，朝食暮吐，暮食朝吐，宿谷不化，名曰胃反。虚且伤脾，是中焦病不得云下脘也。然胃反，吐而渴欲饮水者，茯苓泽泻汤主之。其方较五苓散多生姜、甘草而少猪苓，不可见病确在中，实由在下水道不宣欤，不与三阳结为膈相连属欤！是反胃与呕同形异治，反胃与噎膈异病同情也。然则《外台》治膈八方，蜀椒、远志、干姜、桂心、细辛，无方不用，何义？夫膈既方成，胸腹闭塞，自非温开不能通达，通达之后自有条理可寻，乃更换证检方，铲除病本。试思八方何无一方作汤服者，丸如弹子，仅服一丸，如梧子者，服四五丸，至多以十丸为率，亦可见其意之所在矣。

① 酢（cù 醋）心：即醋心，指吐酸。

卷之五

鲠

狸头骨：温。按《药性论》狸头骨烧末治噎病、不通食饮，不云治鲠。盖治野兽骨鲠，可以意会者也。

獭骨：平。却鱼鲠。

鸬鹚骨：微寒。

《千金》论曰：凡疗病者，皆以其类。至如治鲠之法，岂宜以鸬鹚主鱼哽，狸虎治骨哽耶？至于竹篾、薤白，嚼筋、绵蜜等事，乃可通为诸哽治耳①。明一物一制者，其用隘，非其所制则不能为力，由其天赋止于如此；兼制诸物者，其用广，虽非所制，亦能为力，由械智既周，物莫能遁，此为人巧，可夺天工。观《外台秘要》列诸哽方三十五首，误吞物方一十七首，其大意可剖析而论焉。大率有用其滑者如多食半脂肥肉能引钉箭针铁之类，有用其黏者如饴糖能出环钗之类，有用其缚者如薤叶、麦叶能裹环钗之类，有用其引者如磁石能吸铁针之类，有用其类者如以所余烧灰末水服，及以发灰还治吞发绕喉之类，有用其拔者如吞鹿筋、竹篾等，令至哽处，动其所哽之类，皆人巧也。有用其劫者如鱼笱②须、鱼网治鱼骨鲠之类，有用其服者如汞能软银之类，有用其制者即鸬鹚治鱼，狸虎治骨之类，有用其魇者如刀锯渍酒治竹木鲠之类，皆天工也。夫物情

---

① 耳：反经堂本作“耶”。

② 笱（gǒu 狗）：竹制的捕鱼器具，口大窄颈，腹大而长，鱼能入而不能出。

跼①曲，病变多方。乍视之则参差不齐，一若终难相接者而不知，或迎其首，或随其尾，或凭其腰领，或截其行踪，总须使之相值，尤要在驯其暴，遂其欲而不激其怒。故一病也，而在甲则微，在乙则甚；一物也，施之于始不效，施之于终乃效。苟能得其机，寻其绪，遂无不可批之郤，不可导之窾矣。虽然物情能勿察乎，体气能勿顾乎，譬如《深师》用蔷薇灰疗哽及刺不出，以蔷薇之刺不连根于梗也。《千金》以瞿麦疗哽及刺，以瞿麦子熟则奔迸自出也。《肘后》以布刀故锯烧清酒中，调妇人指甲灰，治误吞木竹钗，以钗惯熟妇人手拔也，此之谓察物情。《备急》以猪羊及肥肉治吞针箭镞金铁，假使不耐肥，人岂能服之？又以生艾蒿水酒煮服，治诸肉骨哽，假使津液竭者，岂能服之？此之谓顾体气，非特治哽宜然也，一切病能外是哉！

齿痛

【当归】〔温〕大温。治牙疼，痛不可忍。患人虚冷加而用之《药性论》。

【独活】〔平〕。主风毒，齿痛。

【细辛】〔温〕。除齿痛。

【蜀椒】〔温〕大热。坚齿发。

【芎䓖】〔温〕。单用含咀，治口齿疾《药性论》。

【附子】〔温〕大热。

【莽草】〔温〕。浓煎汤，淋风蚛②牙痛《日华》。

【矾石】〔寒〕。坚骨齿，除固热在骨髓。久服伤人骨。

---

① 跼（jú 局）：蜷曲，迫曲不伸。引申为不顺接。

② 蚛（zhòng 仲）：虫咬。

【蛇床子】〔平〕。疗齿痛《药性论》。

生地黄：大寒。主齿痛《食疗》。

【莨菪子】〔寒〕。主齿痛，出虫。

【鸡舌香】微温。风毒，诸疮，齿疳□。

车下李根：寒。掌氏曰：郁李根也。主齿龈肿、龋齿，坚齿。

【马悬蹄】〔平〕。主龋齿。

雄雀粪：温。疗齿龋痛有虫。绵裹塞齿孔《外台秘要》。

《蜀本》

枫香脂：平。主浮肿，齿痛。

《药对》

金钗：火烧针齿痛即止。

乌头：大热（使）。治齿痛《药性论》。

白头翁：温（使）。治齿痛《药性论》。

酒渍枳根：微寒。

有齿痛，有断痛。凡唇颊肿，龈烂赤，能啮能嚼者，龈痛也；不得啮且嚼，龈颊唇如常者，齿痛也。故治齿痛可温、可补，龈痛宜清、宜泄。盖以齿之体连于骨而主于肾，龈则手、足阳明所萦络也。

肾病有内因、有外因。外因者，湿热生虫，从外而蚀，篇中凡用雄烈杀虫者是莽草、鸡舌香、车下李根、马悬蹄、雄雀粪、莨菪子。内因者，寒闭血液不能荣骨，篇中凡用升降水火者是当归、芎䓖、附子、蜀椒、乌头、白头翁。阳明病有风有火，风则肌肉䐜肿，开阖不利，篇中凡用开发行气者是独活、细辛、蛇床子、枫脂香、枳根。火则糜烂气秽，致成脓血，则篇中所列寥寥，盖于血证、痈疽、恶疮、□证者，均可仿佛其治，故不多载。而说者谓：上齿属少阴，下齿属阳明，非也。少阴之脉仅循喉咙，挟舌本，不能至齿，惟手阳明之脉，入下齿，足阳明之脉，入上齿，亦无当齿痛大义。然惟如是，益可见痛关阳明，在经脉肌肉，而无涉于骨。若《灵枢·杂病》篇所谓：齿痛，不恶清饮，取足阳明；恶清饮，取手阳明则剧。所当思矣。夫阳明为燥金之经，其发齿痛，非津液壅滞，即津液焦枯。焦枯者，欲饮未必欲清，壅滞则欲清饮矣。所以然者，焦枯是虚，壅滞是实，实者犹火之附薪，虚者犹物之失养。即是观之，则凡篇中之物燥烈者，止可治实；滋泽者，方堪治虚。而病涉少阴，则非特不欲清，并不欲饮，皆可见矣。

口疮

【黄连】〔寒〕微寒。疗口疮。

【檗木】〔寒〕。主口疮。

【龙胆】〔寒〕大寒。

升麻：平、微寒。喉痛，口疮。

大青：大寒。疗时气头痛，大热，口疮。

苦竹叶：大寒。疗口疮。

【石蜜】〔平〕微温。主口疮。

酪：寒。

酥：寒。利大肠，主口疮。

豉：寒。

《药对》

干地黄：平。

题作“口疮”，于《千金·七窍门》实该口、舌、唇三者，若《外台秘要》之紧唇、沉[①]唇、疮烂、口疮、口吻疮、舌本缩、舌上疮皆应隶此。乃检其所主之方，所用之药，较是何啻倍蓰[②]，而以此寥寥数味者，昭列于篇，毋乃不遍不该欤！而不知彼倍蓰之方之药，有不能不于此取裁者。盖心主舌，脾主口。心者外阳内阴，脾者体静用动。故口之与舌，其开阖转掉，咸在津唾之常承，则其为病，非患于津唾之不足承，必患于津唾中挟有热。是以两书中方法虽多，然每方中必有是篇一二味者十居七八。篇中所载仅十一味，分而言之，入水以清火者六，入阳以泽阴者五。观其命意所在，犹当以火因湿而生黄连，火因湿而附黄檗，火不羁于水中龙胆，水抑遏于火上升麻，火附水以外发，则充其水而使之毕发大青，水迫火以上升，则解其火而使之开散竹叶。而或泽其上酪，或泽其中蜜，或泽其下酥，或解其纠结而津自行豉，或濡其犷顽而阴自复地黄。莫不秩然有序，界划攸分，不特可为一病之规模，并可觇[③]凡病之取裁矣。然其治水中之火，多注意于脏；治阴不承阳，反注意于腑。一若腑当补，脏当泄者，不几与凡病之脏病多虚、腑病多实者适相戾欤！夫脏者藏精气而不泻，腑者转化物而不藏。惟其藏，故火得与津偕藏，其治非泄也，乃剔去津中火耳；惟其泻，故津背火而自泻，其治非补也，乃益津以配火耳。是故以津而言，则脏实而腑虚；以火而言，则腑实而脏虚。正与伤寒之少阴证、阳明证同一例也。独其火或搏于津，津或违于火，所以不为他重病而仅仅口疮。是当深研其义，得其所以然，则变换在手，万化生心矣。

---

① 沉唇：唇部瘤肿之病证。

② 倍蓰（xǐ 喜）：数倍。蓰，五倍。

③ 觇（chān 搀）：察看。

吐唾血

【羚羊角】〔寒〕微寒。

白胶：平、温。疗吐血，下血。

【戎盐】〔寒〕。吐血，齿舌血出。

柏叶：微温。主吐血，衄血。

艾叶：微温。止吐血。

【水苏】〔微温〕。主吐血。

生地黄：大寒。吐血捣饮之。

大小蓟：温。止吐血。

【蛴螬】〔微温〕微寒。疗吐血在胸腹不去。

饴糖：微温。止渴，去血。

伏龙肝：微温。主吐血。

黄土：平。

《蜀本》

铛墨：主吐血，研末以酒或水温服之。

《药对》

马通：微温（使）。止渴及吐下血。

小麦：微寒（使）。止漏血、唾血。

麦句姜：寒（君）。天名精也。止血《药性论》。

《证类》

牛膝。

桑根白皮：主吐血、热渴。

吐唾血者，吐而唾间有血也。若但云吐血，则牙宣者、口舌裂者、咳嗽者、呕者皆有血可吐，不必杂在唾间矣。惟云吐唾血，则牙宣者当质之齿痛门，口舌裂者当质之口疮门，咳嗽者当质之咳嗽上气门，呕者当质之呕吐门，而无所混。然则吐唾血之由奈何？《千金》载廪邱之说云：吐血有三种，有内衄、有肺疽巢氏作胇[①]疽、有伤胃。内衄者，出血如鼻衄，但不从鼻孔出，是近从心肺间津液出，还流入胃中，或如豆羹汁、或如切衉[②]血，凝停胃中，因满闷即便吐，或数斗至一石，得之于劳倦饮食过常也。肺疽者，或饮酒之后毒满闷，吐之时，血从吐后出，或一合、半升、一升是也。伤胃者，因饮食大饱之后，胃中冷不能消化，不能消化便烦闷，强呕吐使所食之物与气共上冲蹙，因伤裂胃口，吐血色鲜正赤，腹绞痛，汗出，其脉紧而数者为难治也。《诸病源候论》曰：吐血者，皆由大虚损及饮酒劳损所致也。肺为五脏上盖，心肝又主于血，上焦有邪则伤诸脏，脏伤血则下于胃，胃得血则满闷气逆，气逆故吐血。以是知唾间之血，非缘火迫不由冲激，乃上焦自有所伤，血久已流于胃，胃满遂溢于上，故杂唾而出。其出也甚易，不假呕逆，无须咳嗽，则治之者竟不在平气、止逆、行痰、泄火，可直推其何以聚于中，而从其中以化之、导之、渗之、泄之矣。夫阳明多气多血者，非满盛气血于胃中也，以其受纳较他脏腑为能容，其决泄较他脏腑为难竭耳！即能容难竭亦非所素有也，以其盛则必有所掣，衰则必有所曳耳。今者血潴于中，至随唾而吐，是其掣与曳，定有所窒而不灵，从篇中所列以窥其微，则不灵之故盖有在矣。血以荣肌肉，肌肉者土也，土之纳润，必以阳煦，阳不煦则水不入土矣，故须煦而纳之艾叶、伏龙肝、黄

① 胇：古同“肺”。
② 衉（kàn 看）：血羹。《说文·血部》：“衉，羊凝血也。”

土、水苏。若土顽矿则亦不受润矣，故须濡而纳之地黄、饴糖。血以行经脉，漓则不入经脉矣，故须凝而入之戎盐、白胶。经脉通始能受血，窒则血不能入矣，故须通而入之牛膝、蛴螬、大小蓟。其余若血阻而生热，则清以通之羚羊角。血停而化水，则渗使下之桑根白皮。超超元箸①，全从顺化，令流而不潴起，见洵②与咳、呕，有血者异。

吐唾血由血聚胃中，致血聚胃中，由饮食醉饱，固已如上矣。欲验其果否血聚胃中，当征之于经。《脉要精微论》曰：肺脉搏坚而长，当病吐血。《邪气脏腑病形》篇曰：肺脉微急为肺寒热，怠惰，咳唾血。谓之坚、谓之急，而定其部分于肺，则是实非虚，在上不在下可见。然吐唾血者，讵能绝无虚证？即篇中地黄、饴糖、小麦、牛膝，谓其必因饮食醉饱而用可乎！则《邪气脏腑病形》篇曰：心脉微涩为血溢。《经脉》篇曰：足少阴是动则病饥不欲食，咳唾有血，喝喝而喘。夫以主血之乡而见涩，沉静之处而见动，其为因虚无疑，则地黄等物，皆为是用欤！要其为血聚于中则一也。验之之道，凡咳血者必兼脓浊，呕血者必挟胃汁，此则稠而不散，醇而不厚，满而无形，热而不燥，皆可证矣。独其与瘀血颇似相涉，但瘀血凝而此不凝，此动而瘀血不动。要其归，则篇中之物亦可治瘀血，《瘀血篇》所载亦可治吐唾血，以意消息之可耳。

鼻衄血

【矾石】〔寒〕。疗鼻衄《药性论》。

---

① 元箸：玄妙的语言。

② 洵（xún 寻）：通“泫”，流泪貌。《集韵·谆韵》：“洵，挥涕也。”

【蒲黄】〔平〕。止鼻衄《药性论》。

【虾蟆蓝】〔寒〕。掌氏曰：天名精，一名虾蟆蓝。鼻衄不止。

【鸡苏】〔微温〕。掌氏曰：水苏，一名鸡苏。主衄血。

大蓟：温。止衄鼻。

艾叶：微温。治心痛，鼻洪《日华》。

桑耳：平。捣熬塞鼻，治少小鼻衄，遇劳辄出《肘后》。

竹茹：微寒。按：《别录》第云：皮茹，治温气，寒热，吐血。不云治鼻衄。

猬皮：平。烧末吹，主鼻衄《药性论》。

【溺垽①】平。疗鼻衄。

蓝：寒。主鼻洪，吐血《日华》。

狗胆：平。

烧乱发：微温。止血，鼻衄，烧之吹内立已。

《药对》

热马通：微温。傅顶止衄（使）。主鼻衄。

《证类》

生地黄：大寒。衄鼻，捣饮之。

详核是篇治血中之水虾蟆蓝、溺垽、矾石、蒲黄，及自里达表如丝如缕者竹茹、猬皮、乱发，十居七八。因悟《金匮要略》所谓尺脉浮，目睛晕黄，衄未止。晕黄去，目睛慧了，知衄今止者，为有合也。夫尺部为水所居，水之精微上出为目瞳子，水中沉浊酿火，随经而上焉。斯尺脉浮，瞳子不慧而黑转晕黄，

① 垽（yìn 印）：指沉淀物，渣滓。

知衄当未止矣。是治血中之水者，泄其本根之浊。自里达表，如丝如缕者，除治其所由之道，不使随地有所胁从耳。盖衄从清道，清道者必自阴及阳，如六阳之脉皆上于头，然其起咸在四末是矣，故不特阴中之火上冒清空能为衄也。即如寒薄于下，激阳不靖亦能致之，则曰：病人面无色无寒热，脉沉弦者，衄。非《金匮》之文欤！不过尺浮在当衄之际，沉弦在既衄已后，然张后必翕焉，知尺浮不转为沉弦；翕后更张，可见沉弦能再为尺浮。但就事论事，见景生情，则沉弦之治，端有异于尺浮。

而篇中所载性温及开发者鸡苏、大蓟、艾叶、马通，断注意在是矣。不然脉浮者何以计较其旨不止？设使不衄，不必论其止。沉弦何以言其面无色无寒热？假令才衄，面岂遽无色耶？此衄皆自内发，其自外因成者。曰：太阳病，脉浮紧，发热，身无汗，自衄者，愈。伤寒，脉浮紧，不发汗，因致衄者，麻黄汤主之。太阳病，脉浮紧，无汗，发热，身疼痛，八九日不解，表证仍在，此当发其汗，麻黄汤主之。服药已微除，其人发烦、目瞑，剧者必衄，衄乃解。阳明病，口燥，但欲漱水，不欲咽者，此必衄。脉浮，发热，口干，鼻燥，能食者则衄。则凡衄不特内因有异，即外因且随经殊状焉。夫阴中非乏水不生火，阳中非气盛不成热，乏水故火能升而不能降，气盛故热欲外而不欲内。假使火而能降，原如环斯旋，决不别趋歧径；热而得外，已遂所向往，岂更妄作阻挠。是故内因之衄，由乎阴经干涸，火升而水不相济；外因之衄，由乎阳经盛满，血降而气不相随，此内外因之殊也。太阳之热充溢动荡，阳明之热蓄聚蒸腾。蓄聚则能碍降，充溢则能助升，故曰：从春至夏，衄者太阳，正以其助升；从秋至冬，衄者阳明，正以其碍降。此独外因之殊也。由此以推，则衄证可分六经论，何则？三阴在内，三阳在外，皆有开阖及枢，观乎阳应开而因不开为患。乃助之开，则阴应升而因碍升为患者，则当引之升矣助开者，麻黄汤。引升者，自里达表诸味。阴因阖而不化者，既导之使下，则阳之因阖不化者，亦导之使下，可见在阴治血中之水，则在阳当治血中之火其在两枢。既有性温开发之治阳，则《虚劳篇》目瞑悸衄之治为治阴，又不可泯矣。予尝谓仲景之书非疏，为有经方补苴①斯不疏，而此篇者非不全，以补苴仲景书而遂全，此之谓也。

古有吐行浊道，衄行清道之说，而不言其理。今玩此两篇，其理遂可明。第吐唾血为血聚胃中，有唐人之说为据。衄血之所由来与据，实亦所当申明者，不然空演六经，无谓也。夫《灵枢·经脉》篇曰：足太阳之脉，起目内眦，上额交巅，一支从巅入络脑，还出别下项，一支从巅至耳上角。足阳明之脉，起鼻，交頞中，旁纳太阳之脉，下循鼻外，上入齿。足少阳之脉，起目锐眦，上抵头角，下耳后，从耳后入耳中，出走耳前，至目锐眦。足太阴之脉，连舌本，散舌下。足少阴之脉，循喉咙，挟舌本。足厥阴之脉，上入颃颡，连目系，上出额与督脉会于巅，其支从目系下颊。而仲景云：衄家，不可发汗，汗出必额上陷，脉急紧，直视不能眴，不得眠。则衄所从出，皆额上鼻旁，与系于目之脉，从清空之道而出，谓之清道不亦可乎！然二道之治有相同焉者，何也？盖天名精主瘀与小便不利，大蓟主肿与热，水苏主下气杀谷，马通主止血及疼痛，生地黄主血上薄。夫停即为瘀，而所以停，则或以谷气之熏蒸，或以水热之上迫。阳不下通则小便不利，阴不相浃则为肿为痛。此病于清道者可有，病于浊道者亦可有也。故不害其为同，况吐与

---

① 补苴（jū 居）：补缀，补充。苴，鞋垫里的草，引申为补、填塞。

衄，皆血上薄之所致乎。此其同中仍有界限而非漫同，异中具有条理而非绝异处也。

鼻　齆[1]

【通草】〔平〕。除齆鼻。

【细辛】〔温〕。除齆鼻。

桂心：大热。主鼻齆。

【蕤核】〔温〕微寒。主齆鼻。

熏草：平。

【瓜蒂】〔寒〕。主脑寒，热齆。

鼻之病多矣，曰鼽[2]鼻寒塞也，曰洟[3]今所谓鼻流清涕，曰渊鼻液常流而有秽气也，曰干鼻燥也。齆特其一端耳，何以诸病咸不载而独载是耶！夫鼽者、洟者、干者皆乘六淫之激而成，故随外感为消长，外感愈则其病自瘳[4]，无从别标治则。渊，则据险附岩，能为劳伤外感树帜矣。然终乍作乍辍，遇劳而发，劳复辄平，因感病来，感解亦去，兹固可治其劳与感，不必别分门类也。齆，乃有壅之义焉，较之于鼽，则通而非塞。洟，则浊而不清。干，则燥而不润[5]。渊，则常而不辍，虽通而气常不畅，有涕而长壅不流，甚则声如从室中出，而鼻且日肿大，色赤，此其根柢有风、有湿、有火、有寒，可以历年不瘳，可以毕生不愈。斯其独标一目，并立治法也固宜，然则何以不用香

---

① 齆（wèng 瓮）：鼻道阻塞。

② 鼽（qiú 求）：感冒引起的鼻塞。

③ 洟（yí 夷）：鼻涕。

④ 瘳（chōu 抽）：病愈。

⑤ 燥而不润：原作“润而不燥”，据文义改。

药宣通而用是？夫香药宣通，仍是治塞，不是治齆。盖在窍而言，塞是从外窒内，齆是从内障外。故篇中诸味，但玩蕤核之主心腹邪结气，及破心下结痰痞气，熏草之去臭恶气，细辛之温中下气。破痰，利水道，开胸中，即可见鼻气之齆，必系胸中臭恶邪气，结痰宿水，翳障气机之所为。而通草之逐水，桂之利肝肺气，瓜蒂之抽吮湿热，无不可一以贯之，为治齆之本，非治齆之标矣。

耳聋

【磁石】〔寒〕。除大热，烦满及耳聋。

【菖蒲】〔温〕平。主耳聋。

葱涕：平。

雀脑：平。主耳聋。

白鹅膏：主耳卒聋，以灌之。

鲤鱼胆：温。滴耳中，主耳聋《拾遗》。髓煮粥服，治暴聋《日华》。

【络石】〔温〕微寒。

【白颈蚯蚓】〔寒〕大寒。盐沾为汁，疗耳聋。

《药对》

生麻油：微寒（君）。

乌贼鱼骨：微温（臣）。治耳聋《药性论》。

土瓜：寒。益气愈聋。

乌鸡膏：寒。肪主耳聋。

《证类》

龙脑：微寒。膏主耳聋。

耳目之似天地。《大戴记·曾子天圆篇》曰：天道圆，地道方，方曰幽，圆曰明。明者吐气故外影，幽者含气故内影。外影，火与日也。内影，金与水也。此似耳目之体，吐气者施，含气者化，故阳施而阴化。阳之精气曰神，阴之精气曰灵。神灵者，品物之本，此似耳目之用。目之说见后，以耳而言，则幽者其分，含气者其才，内影者其德。然体非用不见，用非体不立。则非化无以见含气之无滓；非灵无以见内影之有朕。惟其有朕而灵，故能为含气之归，致含气使化，纳含气于幽。而聋之内因、外因皆可于此验矣。夫灵之为言，空也，《广雅》："灵，空也"。昭也，《左传》郑昭宋聋，《庄子·天地》大愚者，终身不灵。释文引司马注"灵，昭也"。不空能令不昭，不昭亦能令不空。不空之聋为外因，以含气中有芜杂也；不昭之聋为内因，以朕兆中不光泽也。夫固曰金与水，为内影也。请假金水两行，喻耳聋之内外因。按《考工记》攻金分职，鉴燧所需，偏资下剂。郑注谓：金多锡则刃白且明。亦以多金则坚刚，多锡则白耐久而明耳。而金久炼不渝，锡乃久炼可毁，则锡似精而金似气，金锡参半，精气适匀。精藉气以为空，气藉精以为昭。设使精不给，斯为内因；气芜杂，斯为外因，理不可诬也。水为坎，坎之二阴外附，正取其空，一阳内藏，确似其朕。而水者浊则无影，虽清而深且窅①则亦无影，求水之能照，正犹求金之能照，质欲其清，体欲其薄，不清则不昭，不薄则不空矣。篇中内因治则，滋膏以膏之飞走之腴，偏选其蔬食，或不害生类者，不求昭中有求空乎！外因治则，荄②苏以薙③之，辛苦之烈，偏选

---

① 窅（yǎo 咬）：眼睛深陷貌，喻幽远。
② 荄（gāi 该）：草根。
③ 薙（tì 剃）：除草。

其味薄，或体含滋汁者，不求空中有求昭乎！而磁石之引金合水，尤为至元至妙。以是悟用药治病，参病抡[1]药，昭昭然道也，进乎技矣。

鼻息肉

【藜芦】〔寒〕微寒。疗鼻中息肉。

【矾石】〔寒〕。去鼻中息肉。

【地胆】〔寒〕。蚀鼻中息肉，散结气。

【通草】〔平〕。疗息肉。

白狗胆：平。主鼻齆，鼻中息肉《药性论》。

《药对》

细辛：温（君）。

桂心：大热。治鼻息肉《药性论》。

瓜蒂：寒（臣）。去鼻中息肉。

《证类》

雄黄：平、大温。疗鼻中息肉。

王太仆谓息为死肉，《病能篇》：夫痈，气之息者注。盖恶肉赘疣之类也。而息之诂可为生，《史记·孔子世家》：自大贤之息索隐。息者，生也。又可为灭。《礼记》《中庸》：则其政息。注：息，犹灭也。则其物能不假拥肿而生，无藉溃脓而灭，潜滋暗长，如所谓息壤者。《山海经·海内经》：鲧窃帝之息壤以湮从水。注：息壤者，言土自长息无限。却又不碍起居，无妨饮食，随其所因以生，届其分遂，已有宁静休止之义焉。左昭八年臣必致死礼以息。楚注：息，宁静也。《礼

① 抡（lún 轮）：选择。

记·乐记》著不息者，天也。注：息，犹休止也。

所因奈何？巢氏云：肺气通于鼻，肺脏为风冷所乘，则鼻气不和，津液壅塞而为鼻齆。冷搏于血气，停结鼻内，故变生息肉是也。其分奈何？篇中罗列药物所该主治是也。盖惟其与鼻齆同源，故篇中所列九味，仅异其五。惟其鼻齆言风，故病及津液，此不言风而言血，故病及肌肉。夫均冷也，从风搧则散，被血摄则凝，散者宜随而逐之，凝者宜搜而剔之。以故劫痰藜芦、劫火雄黄、却湿矾石、散结地胆、去瘀白狗胆、无一善类。较之与鼻齆同用之物，良劣殊不相侔。盖取其针孔相符于去恶肉、死肌，又取其帖切于横梗气道之恶肉、死肌，此古人治病专着意处。若今人则通肺、化痰、利湿、清火、开结、去瘀泛遴混使，以为隔膜之治，无怪获效之难也。虽然鼻息肉非要病也，非急病也，其全备此篇药治之乎！抑逐一遍试之乎！是又非矣。盖必尽其兼病应用之物，而引以此篇一二味，与病证偏重处逼真的对者，其庶乎如桴鼓云。

目赤热痛

【黄连】〔寒〕微寒。主热气，目痛，眦伤，泣出。明目。

【蕤核】〔温〕微寒。主明目，目赤痛伤，泪出。

【石胆】〔寒〕。主明目，目痛。

【空青】〔寒〕大寒。主青盲。明目，疗目赤痛，去肤翳。

【曾青】〔小寒〕。主目痛。止泪出。

【决明子】〔平〕微寒。主青盲，目淫，肤赤，白膜，眼赤痛，泪出。

【檗木】〔寒〕。疗目热赤痛。

【栀子】〔寒〕大寒。疗目热赤痛。

荠子：温。主明目，目痛。

苦竹叶：大寒。主目痛，明目，利九窍。

鸡子白：微寒。疗目热，赤痛。

【鲤鱼胆】〔寒〕。主目热，赤痛，青盲。明目。

田中螺：大寒。主目热，赤痛。止渴。

【车前子】〔寒〕。明目，疗赤痛。

【菥蓂子】〔微寒〕。主明目，目痛，泪出。

《药对》

细辛：温。明目（君），止眼风泪下。

铜青：寒。主风烂泪出，明目，去肤赤。

秦皮：微寒。主目赤，热泪出，去肝中久热，两目赤肿疼痛，风泪不止。

石榴皮：温。主目赤痛，泪下（使）。取汁止目泪下。

白薇：大寒。主目赤热。

据《大戴记·曾子天圆篇》之义以言目，则明者其分，吐气者其才，外影者其德。而目热赤痛为其外因，目肤翳为其内因矣。惟内因故不痛，惟外因故无不痛。然就痛之中，仍有发于内袭于外者当析焉。发于内者，六淫已著于脏腑，脏腑气血不咸，蕴酿而及目；袭于外者，六淫先著于眦眶，眦眶被灼，溃腐而及目。就巢氏《病源》稽之，则凡伤烂肿胀，皆外袭者也；焮赤泪出，皆内发者也。

然目固火也，六淫何以并能病火，六淫之中何以火复病火者居多？盖目以明为本，明以烛物为功，其不明固当属内因矣。若火自明，缘隔蔽不能及物，遂无明之用，则六淫何者不可为，且惟同气相投之火，尤足诪张①，何则？烛物之火犹灯，灯惟藉膏，膏者木于土中浥水精所为也，尤贵其量，轻重远近与火悉称。灯光乃清，光清矣。苟燔燎之火，熏炙之火，置于其旁，烟焰腾涌，最能隔蔽，至湿气之弥漫，风气之簸搧，均无异也。而惟寒气凭陵，能缩其威，不能蒙其照，理固如是，能不谓六淫所为哉！

请析篇中肿胀为湿，伤烂为湿火，泪出为风，痛为火。言痛赤者为兼涉血分，言明目者为兼及内因。而核其物润燥之性，散泄之宜，升降之能，补泻之用，更汇而论之，遂昭昭然可知其目之病状，而无漫投遍试之弊矣。夫泻火本以救火，已甚难乎为继，况治寒须热，治湿须燥，治风须散，又欲其不助火之焰，致火之炧。故必令柔巽②而入，先与之帖切，近已周旋排解，然后从而诱掖之、化导之。俾各自顺从解释，明者复明，而无一味克制逆折之物于其间。观乎其用清者避滋，用滋者避腻，用开者以消散，用逐者以通顺，又妙在即中空之清汁，益中空之阴气而解浮蕴，就中贮之寒气，发中贮之阴气而除烦懊，要在使其吐气而已。世皆憎治目疾者善投寒凉，若用寒凉而措思及此，又何可憎哉！

目肤翳

【秦皮】〔微寒〕大寒。除热，目中青翳白膜。

【细辛】〔温〕。久服明目。

【真珠】〔寒〕。粉点目。主肤翳障膜。

---

① 诪（zhōu 周）张：惊惧貌。

② 柔巽（xùn 迅）：犹柔顺。

【贝子】〔平〕。主目翳。

石决明：平。主目障翳痛，青盲。

【麝香】〔温〕。去目中肤翳。

【马目毒公】〔温〕微温。去目中肤翳。

【伏翼】〔平〕。主目瞑，痒痛。明目，夜视有精光。

青羊胆：平。主赤障，白膜，风泪。点睛中。

【蛴螬】〔微温〕微寒。目中淫肤，青翳白膜。

【菟丝子】〔平〕。久服明目。

《蜀本》

石蟹：寒。主青盲，目淫肤翳及丁翳。

《药对》

丹沙：微寒。益气明目。

目肤翳视，目热赤痛，为病在内矣。然犹多由外邪，其纯属内因者，又非此篇药物所能治。凡《金匮·虚劳篇》所谓目瞑，《千金》《外台》肝肾虚寒所谓目䀮䀮无所见，及失明、眼闇[1]、青盲、盲者是也。而目肤翳之支流，又有晕、有淫肤、有膜、有障、有丁，其大较在《病源》，曰：阴阳皆上注于目，若风邪痰气乘于腑脏，腑脏之气虚实不调，遂冲于目而不散。睛上有物如蝇翼，名曰肤翳。若肝脏不足为风热所干，睛亦生翳，翳久不散，渐渐侵覆瞳子。若肝脏血气蕴积，冲发于眼，津液结聚，遂成珠管。若脏腑虚风，随目系入脑，则令脑转目系急，目眴而眩。若肝虚受风，搏于精气，致精气聚于白睛，绕于黑睛，精采昏浊，黑白不分，谓之晕。若肝经虚为风热所乘，致

---

① 闇（àn 暗）：通“暗”。《玉篇·门部》：“闇，与暗同。”

血脉生于白睛，谓之飞血。皆其类也。

篇中亦既分析昭列每味下矣，然其旨趣，确诚注意在肝。肝即前篇所谓木浥土中，水精以为膏者。而此类病则皆膏中芜杂，致灯不明之候也。膏中芜杂不澄，泌其内而磨鑢①其外，不澡雪其外，而清肃其中，则亦良以病虽根内，内犹散而外已着。若刈②草然，根魁硕者斸③，叶丰茂者薙，固宜如是耳。观其磨鑢之物，外虽矿而内则明，真珠、贝子、丹沙、石决明、石蟹。清肃之物，性虽寒而气则散秦皮，委曲内脏者，飞触蠕动，以使其内出伏翼、青羊胆、蛴螬汁，坚牢难拔者，割剥熏燎，以使其外揭麝香、马目毒公，仍不忘招徕安奠之意，微逗其间菟丝子，使人知举一反三。而精衰光散者，犹得有所遵循也。

声喑哑

【菖蒲】〔温〕平。出音声。

【石钟乳】〔温〕。能通声《药性论》。

【孔公孽】〔温〕。能使喉声圆亮《药性论》。

【皂荚】〔温〕。治中风口噤《药性论》。

苦竹叶：大寒。沥，中风失音不语《药性论》。

麻油：微寒。

《药对》

通草：平。利九窍，出声（臣）。出音声。

声以诏聪，聪以纳声。是故喑哑与聋，源同而派别。第声

---

① 鑢（lǜ 虑）：磋磨。

② 刈（yì 义）草：割草。刈，割。

③ 斸（zhú 竹）：砍削。

主发，聪主受。故声者资乎水而发乎金，聪者因乎金而受乎水，以鉴喻聪，即可以钟喻声，乃其质则钟出上剂，鉴出下剂，此为异矣。金多于锡为上剂，六分其金而锡居一，谓之钟鼎之剂，金锡半谓之鉴燧之剂。铸金之状，黑浊之气竭，黄白次之；黄白之气竭，青白次之；青白之气竭，青气次之，然后可铸。夫锡易毁，金难销，功候既届纯青，恐无论上剂下剂，其锡皆已竭矣。而善化气者水，善范气者金，则音声者必使水尽化入金，然后从金而出。故曰资乎水而发乎金，正与聪之藉道于金，而并化于水者，适相对也。然病于声者不一，何以皆不列治，惟喑哑特著哉？盖彼焦杀亢厉者、湮郁不畅者、湫隘[1]曲细者、急遽迫促者，此所谓薄厚之所震动，清浊之所由出，侈弇[2]之所由兴，已厚则石，已薄则播，侈则柞[3]，弇则郁。长甬则震，大而短则疾而短闻，小而长则舒而远闻，此犹钟。然由禀赋之不齐，非病也，非药之所能治也。若医经之声嘶、声嗢[4]、声乱、咽嘶、舌痿、声不得前、声嗄[5]，经方之因病失音不语，皆缘他患连累及声，非声独自为病。他患愈，声亦随之愈，故皆不得列治，而惟喑哑之不由他累者，得特著焉。然喑之与哑，又应分别，喑者无声，哑者有声。观篇中有并提声音者，有独标声，独标音者。大率声者音之概，音者声之成，声发于水，音成于金，是声为本，音为标。故治水者其力全，治金者其功偏也。至如误服毒药而失音，叫嚣竭力而声哑，是又在似病非病间，治之

---

① 湫隘（jiǎo ài 角碍）：低下狭小。

② 侈弇（chǐ yān 齿淹）：指钟口的大与小，喻增多与减少。侈，增多；弇，减少

③ 柞（zé 则）：砍。

④ 嗢（wà 哇）：声音滞涩。

⑤ 嗄（shà 煞）：嗓音嘶哑。

自别有道，即不治亦能自复，又不可与是并论矣。

面皯[①]疱

【菟丝子】〔平〕。汁去面皯。

【麝香】〔温〕。去面䵟[②]。

【熊脂】〔微寒〕微温。去面皯疱，治面上皯黎及治疮《药性论》。

【女萎】〔平〕。久服去面黑皯，好颜色，润泽。去皯疱《药性论》。去皮肤疵皯，酒皻，粉刺《日华》。

【藁本】〔温〕微寒。长肌肤，悦颜色，辟雾露，润泽。

【木兰】〔寒〕。去面热，赤疱，酒皻。

【栀子】〔寒〕大寒。胃中热气，面赤，酒疱，皻鼻。

【紫草】〔寒〕。以合膏，疗面皻。

【白瓜子】〔平〕寒。令人悦泽好颜色，去皮肤风剥，黑皯，润肌肤《日华》。

《药对》

蜂子：微寒（君）。酒渍傅面，令面白悦。

白蔹：平。主光泽，治面上疱疮《药性论》。

白术：温（君）。主面光悦，驻颜，去皯《药性论》。

山茱萸：平（臣）。去面疱，除面上疮《药性论》。治酒皻《日华》。

《证类》

冬瓜子：平、寒。即白瓜子，不知何故重出。

---

① 皯（gǎn 赶）：皮肤黧黑枯槁。

② 䵟（yìng 硬）：脸上的黑斑点。

白僵蚕：平。灭黑皯，令人颜色好。

蜀葵花：平。

白附子：平。面上百病，行药势。

巢氏云：面疱者，谓面上有风。热气生疱，头如米大，亦如谷大。白色者是面皯。䵟者，由风邪客于皮肤，痰饮渍于腑脏，故生于面皮，或如乌麻，或如雀卵上之色者是。面皶者，由饮酒，热势冲面而遇风冷相搏，令面鼻生皶赤疱，帀帀①然者是。曰风热气，曰风邪客于皮肤，曰饮酒后热气在面，遇风冷相搏，则均外感也。外感何以不发于遍身，而独生于面部哉？夫固有故矣。盖任御邪者惟阳气，头面固诸阳所共至，亦阳气停顿处也。何则？手三阳皆终于面，足三阳皆始于面，经脉所终始，分支必多，多则力分而行不迅，其迟留伏匿固宜。何况一身皆裹，面独不衣，是其受感自当较易。且其邪不流于荣卫为发热恶寒，不行于经脉为汗出惕瞤不入于肌肉为身体烦重，不攒于筋骨为疼强牵掣，而独滞于皮肤。面皮本最厚《灵枢·邪气脏腑病形》篇：诸气之津液皆上熏于面而皮又厚，故尤能藏邪匿滞，是以不布于周身耳。

然观篇中用药不重搜风，不重去滞，而惟取其色白及润者，居十八九何也？考《玉篇》：皯，面黑气也。䵟，面黑也。皯，黑也。皻，疱也，今作皶。皶，鼻上疱。疱，面皮生气也。因是知《病源》所谓如米如谷者，皆言其大小，非言其高突。故又云：或如乌麻，或如雀卵。皆言其色，非言其形。就举篇中所列药味主治而言，则黑星、黑点，为斑、为晕，或疏或密，固已十得八九矣。色黑则治以白，气滞则治以润滑，谓非的对

---

① 帀帀（zā 匝）：遍及，满布。

可乎？况但云疱皶者寥寥，然亦为面皮生气，是亦不能逃滑润之治矣。即其本虽为风、为热、为痰、为滞，然既成是病，独著是形，却又不能舍去现在而专讨论已往，且散风清热，除痰疏滞之物，固自有在耶！

发秃落

【桑上寄生】〔平〕。坚发齿，长须眉。

【秦椒】〔温〕生温、熟寒。坚发齿。

【桑根白皮】〔寒〕。椹，变白发为黑，又拔去白者，以椹汁点孔中，即生黑者。

【麻子】〔平〕。长发，益毛发《日华》。

【桐叶】〔寒〕。沐发，去头风，生发滋润《药性论》。

猪膏：微寒。和生铁煮沸涂发《千金翼》。

【雁肪】〔平〕。长毛发，须眉。

马鬐[①]膏：平。主生发。

松叶：温。生毛发。

枣根。

【鸡肪】掌氏曰：《药对》云寒。

【荆子】〔微寒〕温。掌氏曰：《本经》有蔓荆、牡荆，此只言荆子。据朱字合是蔓荆子，及据《唐本》云：味苦辛。故定知非牡荆子矣。蔓荆实能长须发《药性论》。

秃有两端，一者虚人发不向长，或病后发落不更生；一者因疮发堕。《说文》云：秃，无发也。䯀[②]，鬓秃也。《释名》

---

① 鬐（qí 骑）：马颈上的长毛。

② 䯀（qiān 千）：鬓发脱落貌。

云：秃，无发。沐，秃也。鬝①，头生创②也。头有创曰疡，鬝亦然也。是汉魏之间，犹有分别。巢氏云：人血盛则荣于头，故须发美；若血气衰弱，经脉虚竭，不能荣润，故须发秃落。又云：蛲虫发动，最能生创，乃成疽、癣、瘑、疥。白秃者，由此虫在头生创，结白痂，甚痒，其上发并秃落不生，谓之白秃。若无白痂而有汁，皮赤而痒，则谓之赤秃。是隋唐间虽有分别，然谓之秃则均矣。因虫之治，当求之《恶疮③篇》，此篇则因虚因病之秃，而秃与落又当两途视之。盖秃者，不长茂也；落者，不更生也。然玩篇中所载诸物主治，又不止两途。曰坚则能使其不落；曰长则因其所有而长之；曰生则因其所无而生之。若地于草木然，欲其不雕④须培；欲其长茂须灌；苟欲其生，则不直培之灌之而已，将必布之种焉。故篇中于生之一类，不特令人憬悟，且将解颐也。

沈存中⑤谓：发属心，禀火气，故上生。须属肾，禀水气，故下生。眉属肝，故侧生。斯言似甚合理，孰知《灵枢·二十五人》篇言之尤详，曰：足阳明之上，血气盛则髯美长在颐曰须，在颊曰髯，血少气多则髯短，气少血多则髯少，血气皆少则无髯。足阳明之下，血气盛则下毛美长至胸，血多气少则下毛美短至脐，血气皆少则无毛，有则枯悴。足少阳之上，气血盛则通髯美长，血多气少则通髯美短，血少气多则少须，血气皆少则无须。足少阳之下，血气盛则胫毛美矣，血多气少则胫毛

---

① 鬝（hé 何）：头生疮。

② 创：通疮。《正字通·刀部》："创，又疡也。通作疮。"

③ 恶疮：原作"恶创"，据本书卷之六"恶疮"改。

④ 雕：凋也。

⑤ 沈存中：沈括，字存中，号梦溪丈人。北宋科学家、政治家，撰《梦溪笔谈》。

美短，血少气多则胻[1]毛少。足太阳之上，血气盛则美眉，眉有毫毛，血多气少则眉恶。手阳明之上，血气盛则髭[2]美，血少气多则髭恶，血气皆少则无髭。手阳明之下，血气盛则腋下毛美。手少阳之上，血气盛则眉美以长。手太阳之上，血气盛则有多须。皆与沈说不同。盖沈自据理，《灵枢》则指经脉所届而言。以愚意权之，则指经脉所届而言，乃有补于征验，据理而言，则眉恶而补肝，须少而补肾，恐终无益。但《灵枢》独不言发之美恶长短，则颇缺漏，倘欲例此而续之，在《素问》则《六节藏象论》曰：肾者，精之处也，其华在发。若据经脉所届言，则督脉也、足太阳也、足厥阴也，皆至于发之根。再据前说，血盛者美，气盛者长，又可推见，不生者血气皆少，生而不长者气少，长而不泽者血少。然此皆言其故，非言其治也。若据此而为之补血、补气，诚可谓针孔植须矣。总之，事补益，循经络，皆不可废，尤不可凿，要当于此篇之中，咀其味，摘其元[3]，化而裁之。如以发为药物，则能利小便、止血，仍自还神化，则固小便、充血脉者，均可有济于发矣。扩而充之，例以马鬐膏，则凡多髯兽之膏，均可增须之美。例以松叶，则凡根繁之草木，类可益须之长，宗此意而读《千金方》《外台秘要》方，发人神智不少也。

或曰：人年老则发堕，而眉反长，何也？夫惟于此，尤可见《灵枢》《素问》之说为长矣。盖人之易尽者阴也、血也，而气则必不息，息则死矣。天癸之至与竭，以《上古天真论》而言，其主皆在肾，以《六节藏象论》而言，发为肾之华。是

---

① 胻（héng 横）：胫骨上部。

② 髭（zī 兹）：口上边的胡须。

③ 元：当为“玄”，避玄烨之讳。玄妙之义。

故肾气渐衰，则天癸日减于下，而发遂日耗于上，其致一也。眉则主于足太阳、手少阳，是二经根本，专司消息水火于下，自幼而壮，壮而老，同出一辙，不易衰也。况老人颐养如法者，既无嗜欲之火搅乱于中下，而火益顺，水益清，其反长也固宜。

灭瘢

鹰屎白：平。主伤挞灭瘢。

【白僵蚕】平。灭诸疮瘢痕。

【衣鱼】温。涂疮灭瘢。

白附子：平。主一切冷气，面皯，瘢疵。

《证类》

密陀僧：平。治金创面上瘢皯，面膏药用之。

《圣济总录》谓：风热①诸毒留于腑脏，发于肌肉而为疮疖，病已创愈，余毒未殄，故创痂落而瘢痕不灭。治法既有涂泽膏润之剂，亦须赖荣卫平均，肌温气应，外宜慎风冷也。据此以核本篇，则所列之外调荣卫，温肌肉，尤为要著矣。若但据本篇而言鹰屎白主挞伤瘢，密陀僧主金疮瘢，白附子主冷疮瘢，则白僵蚕主风疮瘢，衣鱼主湿疮瘢矣。数创之外遂无创乎！他疮之愈能无瘢乎！说者谓：白僵蚕纵死不浥烂变色，衣鱼随行皆有迹而拭之辄灭，鹰所食物其色皆浓厚而屎且白，均可为泯迹之用。而白附子之助药势，密陀僧之铲垒突，任诸创奇幻均可已之是矣。然诸物皆色白，倘本白而染他色用之固宜，设黄赭苍黧者，缘患创而余白瘢，犹得以是灭之乎！且诸物者，其力皆行于面，今但曰灭瘢，则不特面瘢而已，一身之瘢皆可

---

① 热：反经堂本作“郁”。

以是灭之乎！以是知犹系举一反三之旨，欲人循此自多读书而悟会焉耳。不然，獭髓灭瘢，白玉平痕，昭然在册，乃皆不可信耶！

金 疮

【石胆】〔寒〕。治金疮。

【墙薇】〔温〕微寒。金疮伤挞，生肉复肌。

【地榆】〔微寒〕。疗金疮，止脓血。

艾叶：微温。干者煎，治金疮《食疗》。

【王不留行】〔平〕。主金疮，止血，逐痛。

【白头翁】〔温〕。逐血，止痛，疗金疮。

【钓樟根】温。皮主金疮，止血。

【石灰】〔温〕。止金疮血，和鸡子白、败船茹甚良《药性论》。

狗头骨：平。主金疮、止血。

《蜀本》

薤白：温。主金创，止痛疮，中风水肿（臣）。

车前子：寒。止血。叶及根，主金疮止血。

当归：温（君）。主金疮。

芦箨[1]：寒。主金疮，生肉（使）。

桑灰汤：平（臣）。按桑灰，孟诜云：炼五金家用。不云治金疮，惟桑白皮主缝金疮，桑叶治扑损瘀血耳。

蛇衔：微寒（臣）。主金疮。

葛根：平（臣）。疗金疮，止痛。

---

① 箨（tuò 拓）：竹皮，即笋壳。

《证类》

水杨花：寒。柳花，主金疮。

突厥白：寒。主金疮生肉止血，补腰续筋。

《圣济总录》曰：金刃所伤，创有微甚，生死所系，要在原经络所在，观变动之形，察微妙之脉。葛稚川[①]曰：天窗、眉角、脑户、臂里跳脉、髀内阴股、两乳上下、心、鸠尾、小腹及五脏六腑俞，皆不可伤。此所谓原经络所在也。脑破出血，戴眼直视，不能语言，咽中伤，声嘶急，舌出，两手妄举，肌肉不生，按之干急，或青黄汁出，或疮边寒青，肉消臭败，或先出赤血后出黑血，或血出不止，白汁随出，皆不可疗。此所谓观变动之形也。诊其脉虚细小者生，微细迟者生，反此为难治。此所谓察微妙之脉也。而《病源》载其分析，有血出不止，有内衄，有筋急相引痛，不得屈伸，有伤筋断骨，有中风发痉，有惊痉，有惊悸，有烦，有咳，有渴，有虫出，有着风，有着风肿，有痈肿，有风水，甚者有断肠，有肠出，有金刃不得出，有下血虚竭，有久不差，不可以一二端窥也。

独奈何以不足二十物者，印定人眼目，为治金创通用哉！且照证科分，指明某物治某证，犹之可矣，乃偏列药十有八味，而止血者居其八，生肉者居其三，止痛者居其四，混云治金创者居其五。而于前所胪兼证，仅及中风、水肿及补腰续筋数端。谓为备，则疏漏已甚，谓为不备，偏又有一支一节存于其间，是果何说也哉？殊不知惊悸者，烦者，渴者，虫出者，痈者，水者，既有专门，皆曾列治。惟其血出不止，不可与吐衄并论，

① 葛稚川：葛洪，字稚川，东晋道教学者、著名炼丹家、医药学家。撰《抱朴子》《肘后备急方》等。

疼痛筋挛，不可仿湿痹为治，而断折而刃留，皆他病不能兼有者，至中风则与中于腠理者异，水入则与水停者不同。故微逗其义，略引其[1]端，使人知循病本之绝殊。参病情之究异，俾求治法于他门，不至刻舟求剑，与泛常关于此。备于彼者，为迥不侔矣。虽然其中具寒温与平之性，行气行血之殊，散逐补苴之宜，去败生新之效，讵可任拈一物，浪治一证哉！亦自有针孔相符处，但观其一物兼列数效者，可差识其绪矣。再试思《金匮要略》王不留行散为治金创第一经方，仅得是篇二味，其余寒如黄芩、芍药，热如蜀椒、干姜，并与金创无涉，却故用之何也？又思《肘后》《外台》每每单拈一味使治金创，并非是篇所有，却又何故？譬如甘草，《本经》明明载主金创尰[2]而末列此篇，欲使人举一反三，从中会悟耳。

① 其：反经堂本作“异”。

② 尰（zhǒng 肿）：足肿病。

卷之六

踒 折

生鼠：微温。牡鼠，疗踒折，续筋骨。捣敷之。

生龟：平。身肿，踒折《食疗》。

生地黄：大寒。主堕坠，踠折，瘀血，留血。

乌雄鸡血：平。主踒折，骨痛。

乌骨鸡：平。

李核仁：平。主僵仆跻，瘀血，骨痛。

《蜀本》

自然铜：平。疗折伤，散血，止痛。

木鳖子：温。主折伤，散结肿。

骨碎补：温。补伤折。

无名异：平。主金疮，折伤，内损，止痛，生肌肉。

《药对》

续断：微温（臣）。主金疮痈伤，折跌，续筋骨，金疮血，内漏，止痛。

踒，《说文》《玉篇》皆云足跌也。踒折，后人或谓之被打《千金》，或谓之腕伤《病源》，或谓之伤折《圣济》，或谓之跌仆损伤今人，其意皆无踒折二字之周。盖为人所侮，不过力不相及，在伤者本无病也，而有气愤之兼，暴折之歉。若但蹉跌，则或以眩晕，或以惊触，或以下弱，或以失足，或从车覆，或从骑蹶[①]，或因道滑，或因巉岩。当时之情景不同，则受伤之浅深自别，而气血之违从遂殊。曰足跌而致折，则人之相加，己之失误，并宿疾之发动，无不由之矣，故谓之周。然其间派别，犹有头破脑出、折骨伤筋、压迮[②]堕坠、内损中风、发痉、发肿诸异。除此之外，则无不有瘀。而瘀又有新者久者，皆按篇中可循条理而得其绪。夫在血曰瘀、曰内漏、曰止、曰散，可想见其伤折后血之情形；在跌曰堕坠、曰僵仆蹄，可想见致伤折之景状；在痛曰骨、曰腕、曰肿，曰折，可想见受伤折之部位。而所列之物，遍选其跌而不伤者鼠，开而能阖者龟，折而可联者鸡，外虽断而中仍连者地黄、续断，击之可碎、镕之可合者自然铜，紫烂于外、青白其中者李，皆使元气不随伤而伤，不因折而折耳。至因是而幻成他候，则仍有本类可稽，取治则于彼焉。

瘀血

【蒲黄】〔平〕。消瘀血。

琥珀：平。消瘀血，通五淋。

【羚羊角】〔寒〕微寒。去恶血，注下。

【牛膝】〔平〕。逐血气，伤热，妇人月水不通，血结，逐恶血留结《药性论》。

【大黄】〔寒〕大寒。主下瘀血，血闭，寒热。

【干地黄】〔寒〕。逐血痹，破恶血，通血脉。

---

① 蹶（jué 决）：跌倒。

② 迮（zé 则）：压。

【朴消】〔寒〕大寒。破留血闭绝。

【紫参】〔寒〕微寒。疗肠中聚血，散瘀血。主心腹坚胀《药性论》。

【桃仁】〔平〕。主瘀血，血闭瘕，邪气。

虎杖：微温。破留血癥结。

【茅根】〔寒〕。除瘀血，血闭，寒热。

【蟅虫】〔寒〕。破瘀，下血闭。

【虻虫】〔微寒〕。木虻，主瘀血，血闭。蜚虻，主贼血在胸腹。

【水蛭】〔平〕微寒。逐恶血，瘀血，月闭，破血瘕积聚。

【蜚蠊】〔寒〕。主瘀血，通利血脉。

《蜀本》

天南星：利胸膈，散血。

《药对》

鲍鱼：温。主踒跌。除瘀血痹在四肢不散。

饴糖：微温。去血病（臣）。止渴去血。

神屋[1]：平。主血。

败龟：治血麻痹。

菴蕳子：微寒。主藏血，身中有毒（臣）。主五脏瘀血，心下坚。

芍药：微寒。主逐贼血。除血痹，通顺血脉，缓中，散恶血，逐贼血。

鹿茸：温。主血流在腹（臣）。

---

① 神屋：龟甲的别称。

车前子：寒。主瘀血痛。叶及根，主瘀血，血瘕，下血。

牡丹：微寒。主除留血（使）。主癥坚，瘀血留舍肠胃。

射干：微温。主除留血，老血（使）。疗老血在心脾间，咳唾，言语气臭。

藕汁：寒。主消血。破产后血闷。

天名精：地菘是也。寒。主瘀血，血瘕欲死。

玩篇中端绪甚繁，第一先剖其瘀之情状，则濡迟有待曰留，篇中凡朴消、牡丹、射干皆治留血。壅塞不通曰闭，大黄、茅根、䗪虫、虻虫、桃仁皆治血闭。积久而朽曰老，射干主老血。扼困垢秽曰恶，羚羊角、牛膝、干地黄、水蛭皆治恶血；败类害良曰贼；虻虫、芍药皆主贼血。其次当究其瘀之部分，则在内曰肠中；紫参疗肠中聚血。曰腹中，鹿茸主血流在腹。曰胸腹，蜚、虻除贼血在胸腹。曰心脾，射干主老血在心脾间，曰心腹，紫参散瘀血，主心腹坚胀。曰胸膈，天南星利胸膈散血。在外曰血脉，干地黄主通血脉，蜚蠊主利血脉，芍药主通顺血脉。曰四肢。鲍鱼主血痹在四肢。其次当审其瘀之为病，则曰寒热，大黄、茅根皆主血闭寒热。曰淋，琥珀主消瘀，通五淋。曰注下，羚羊角主恶血注下，曰渴，饴糖主止渴去血。曰麻痹，败龟主血麻痹，曰癥瘕，桃仁主血闭瘕邪气，虎杖主留血癥结，水蛭主血瘕积聚，车前根叶主血瘕下血，牡丹主癥坚瘀血留舍肠胃，天名精主血瘕欲死。曰月水不通，牛膝主月水不通血结，水蛭主瘀血月闭。曰踒跌，鲍鱼主踒跌。条分件析，皆有循绪以通，特已后经方治是，均附载他门，不别标统领。遂使内有瘀血，无以悉其外见情形，是盖当细核焉。

夫仲景书虽云不无疏漏，要其彻源彻委处，未尝不纲举目张，何为源，病因是也；何为委，病处是也。病形则有内外之殊，内因者，所谓食伤、忧伤、饮伤、房室伤、饥伤、劳伤、经络荣卫伤；外因者，瘀或比于风桃仁承气汤证，或比于热抵当汤丸证，或比于水大黄甘遂汤证，皆所经见于书者也。病处则有上下之别，在上者为肌肤甲错，两目黯黑大黄䗪虫丸证，为其人咳，口干，喘满，咽燥不渴，多唾浊沫，时时振寒，热之所过，血为凝滞，畜结痈脓，唾如米粥肺痈证。在下者为着脐下腹痛下瘀血汤证，在少腹不去温经汤证，少腹满如敦状，小便微难而不渴大黄甘遂汤证，经水闭不利，藏已坚癖不止，下白物矾石丸证，亦所经见于书者也。但其所陈，不若此篇之备，然据所谓：如狂喜忘，少腹满而小便自利，脉微而沉。脉沉结，屎虽硬，大便反易，其色黑，无表里证。而发热，脉浮数，虽下之，脉数不解，消谷善饥。其景其情，在内在外，固已略备其概矣。而其最有致者，曰：病人胸满，唇痿，舌青，口燥，但欲嗽水不欲咽，无寒热，脉微大来迟，腹不满，其人言我满，为有瘀血。曰：病者如有热状，烦满，口燥而渴，其脉反无热，此为阴伏，是瘀血也。曰：妇人年五十，所病下利数十日不止，暮即发热，少腹里急，腹满，手掌烦热，唇口干燥，此曾经半产，瘀血少腹不去。统而言之，已见热标而无热证，脉无热象者，瘀也。有所阻则应有所不通，有所阻而气化仍通者，瘀也。并无所阻而自谓若有所阻者，瘀也。有燥象而不渴，不应渴而反渴者，瘀也。盖气以化而行，血以行而化，气已行而结者犹结，则非气病，况血应濡而不濡，实未枯而似枯，是非有瘀，何由得此哉！故曰：仲景书虽似疏，然得为是编之纲；是编虽密，仅能为仲景书之目者此也。

火灼

柏白皮：微寒。主火灼烂疮。

【生胡麻】〔平〕。润五脏，主火灼《食疗》。

【盐】〔寒〕。

豆酱：寒。汤火烧灼，未成疮，用汁点之。

井底泥：寒。治汤火烧疮用之。

醋：温。

【黄芩】〔平〕大寒。下血闭，恶疮疽，热火疡。

【牛膝】〔平〕。主伤热火烂。

【栀子】〔寒〕大寒。

《集验》云：凡被火烧者，初慎勿用冷水、冷物并井下泥。火创得冷，即热气更深，转入至骨，烂坏人筋，挛缩者良由此也。《病源》《千金》亦云然，《圣济总录》亦深禁冷物淋搨，又云：水火之气，当因其势而利导之，汤火误伤，毒方炽，通导而泄其气可也。

本非气血所生病，故治不及于汤液，特在乎涂敷膏浴，治其外而已，乃本篇直列井底泥于中何哉？夫《别录》固谓为汤火烧创用之矣，核之以豆酱下之未成疮用汁点之之语，则固用于后而非用于初者也。大抵齐梁及唐皆尊信是编，而是编者又只列其物，而不下其物注脚，则恐后人宗之者，漫拈以取快一时，不计后日深害耳，其实有何不可用哉！然据此已足见已成疮、未成疮，宜分两途治矣。再考《千金》《外台》，凡治此者，多以膏油调敷，几乎无方不然，而本篇所载仅止九物，酝酿蒸暴而[1]成者，盐、酱及醋已得其三；即井底泥之柔冷难燥，柏皮、胡麻之多脂，又得其三；其余则牛膝以遏其上游，栀子以醒其变色，黄芩以界其腐溃耳。而居其前者，果何为者耶！

① 而：反经堂本无此字。

夫蒸盦①不至臭败，暴炙不为消泯，反能成净洁之质，芳香之气，以助人元气者，何不可救人被蒸盦暴炙之害？且能耐蒸盦暴炙者，惟滋膏润泽耶！是二端者，一以其受成艰苦，化患害于方殷；一以其秉赋丰腴，拒侵轶②之盛炽，曾谓无故也哉！而《千金》《外台》意即可于是征之矣。

痈疽

【络石】〔温〕。主风热，死肌，痈伤，口干，舌焦，痈肿不消。

【黄芪】〔微温〕。主痈疽，久败疮，排脓止痛。

【白蔹】〔平〕微寒。主痈肿，疽疮，散结气，止痛，除热。

乌喙：微温。主痈肿脓结。

【通草】〔平〕。散痈肿，诸结不消。

【败酱】〔平〕微寒。主痈肿，浮肿，结热。

【白及】〔平〕微寒。主痈肿，恶疮败，伤阴，死肌。

【大黄】〔寒〕大寒。傅一切疮疖痈毒《日华》。

【半夏】〔平〕生微寒、熟温。消痈肿。

【元参】〔微寒〕。散颈下核，痈肿。

蔷蘼：微寒。主痈肿，恶疮，败疮，热气，阴蚀不瘳。

【鹿角】〔温〕微温。主恶疮，痈肿，逐邪恶气，留血在阴中。

【虾蟆】〔寒〕。主痈肿，阴疮。

---

① 盦（ān 安）：覆盖。

② 侵轶（yì 异）：侵犯袭击。

【土蜂子】〔平〕。主痈肿，嗌痛。

伏龙肝：微温。与醋调，涂痈肿。

甘焦根：大寒。主痈肿，结热。

《药对》

砺石：火烧于苦酒中淬破，醋和，帖之即消。《北史·方技马嗣明传》练石法：以粗黄色石，如鹅鸭卵大，猛火烧令赤，内醇醋中，自有石屑落醋里，频烧至石尽，取石屑曝干，捣，下筛，和醋以涂肿上，无不愈。

乌贼鱼骨：微温（臣）。主阴蚀肿痛。

鹿茸：温（臣）。散痈肿，骨中热疽痒。

升麻：微寒。帖诸毒（君）。疗痈肿，水煎绵洗拭疮上。

赤小豆：平。主帖肿易消（臣）。排痈肿脓血。

侧子：大热。主痈肿。

曹青岩曰：痈疽虽寒热邪气所为，实因气血壅瘀而致。故内无壅，则邪气侵袭仅生疾病；内有瘀，则邪气依附遂发痈疽。《病源》曰：六腑主表，气行经络而浮，不和则邪气乘而为疽。是痈邪浅而轻，疽邪深而重，然《灵枢·痈疽》篇有名痈而深重，名疽而浅轻者，是痈疽之名不必泥，浅深之致亟当辨也。盖邪结轻浅，虽血肉腐坏，写①脓可瘳；邪结深重，则经脉败漏，伤脏以死。治外实者开之，治内虚者托之，血瘀则通，气壅则宣。所谓因其轻而扬之，因其重而减之，责虚取实，适事为故也。

予不善治疡，然尝闻之治疡犹治伤寒也。《伤寒》首论外解未解，疡则先分已溃未溃；《伤寒》次审里实不实，再察有无虚象，疡则亦然。是故疡之始治，自有条理，与伤寒迥殊。若

---

① 写：俗作“泻”。

其初作已挟虚，方脓而挟实，与夫内搏而传阴，外开而不阖，种种与伤寒同，即以伤寒法治之可也。今观篇中，皆始条理事，而其委曲周折，当异于伤寒处，剖析綦详，如分别部位，则曰颈，曰嗌，曰阴，是其所至之上下可见矣。研核久暂，则曰散、曰消，无非开首之治；曰排、曰止痛，无非成脓之治，皆在未溃之前，是其所在之浅深可见矣。至谛审名目，则曰肿、曰结，肿则有浮有坚，结则有气有热有脓，此亦未溃前事，是其所受之来源可见矣。推究极尽，则曰败、曰伤，皆已溃后事，是其所留之祸患可知矣，而又不遗傅贴之术，膏摩之方，盖亦明明示人以除是已外，尽可同他疾一例治也。虽然题曰痈疽，篇中列药二十二味，乃疽字只两见，余则尽属治痈，未免偏重不均。夫是亦《伤寒》例耳，回检《伤寒篇》起首之治，即无桂枝外解而后，凡为补为温，织悉不载，以伤寒实证正治，原已具于篇中，调和温补乃借虚证之治以治伤寒，非伤寒正法也。则于此篇遂可识疽证纯宜用补，无他别法，即其仅一见于黄芪，再见于鹿茸，可以会悟矣。若其入后之治，本与痈同，痈且不载补剂，疽更何劳独出，不又有例可循耶!

恶疮

【雄黄】〔平、寒〕大温。主恶疮，疽，痔，死肌。

【雌黄】〔平〕大寒。主恶疮，头秃，痂疥，下部䘌[①]疮。

【粉锡】〔寒〕。疗恶疮。

【石硫黄】〔温〕大热。主妇人阴蚀，疽，痔，恶血及恶疮，下部䘌疮，止血，杀疥。

---

① 䘌（nì 匿）：虫食病。

【矾石】〔寒〕。阴蚀，恶疮。

【松脂】〔温〕。主疽，恶疮，头疡，白秃，疥瘙，风气。

【蛇床子】〔平〕。主恶疮。

【地榆】〔微寒〕。主恶疮，热疮。

【水银】〔寒〕。主疥，瘘，痂，疡，白秃。

【蛇衔】〔微寒〕。主恶疮，头疡。

【白蔹】〔平〕微寒。主痈肿，疽疮，散结气，止痛。

【漏芦】〔寒〕大寒。主皮肤热，恶疮，疽，痔。作浴汤主热气，疮痒如麻豆。

【檗木】〔寒〕。主阴伤，蚀疮，口疮。

占斯[1]：温。主寒热，疽疮，恶疮，痈肿。

【雚菌】[2]〔平〕微温。去长患白癣瘑[3]疽。

【莽草】〔温〕。主风头，痈肿，乳痈，除结气，疥瘙。

【青葙子】〔微寒〕。主邪气，皮肤中热，风瘙，身痒，恶疮，疥虱，下部䘌疮。

下部䘌疮

【白及】〔平〕微温。主痈肿，恶疮败，伤阴，死肌。

【楝实】〔寒〕。主疥疡。

及已[4]：平。主诸恶疮，疥痂，及牛马诸疮。

狼跋：平。主恶疮，瘑疥。

---

① 占斯：又名木占斯，古代重要的疮科用药之一。

② 雚（guàn 惯）菌：一种菌类植物。《本草纲目·菜五·雚菌》〔集解〕引苏恭曰："雚菌今出渤海，芦苇泽中碱卤地，自然有此菌尔，非鹳屎所化生也。其菌色白轻虚，表里相似，与众菌不同。疗蛔有效。"

③ 瘑（guō 锅）：疮。《玉篇·疒部》："瘑，疽疮也。"

④ 及已：又名獐耳细辛、四叶细辛，其根有毒。

【桐叶】〔寒〕。主恶贼疮著阴。

虎骨：平。主恶疮。

猪肚：微温。

【蔄茹】〔寒〕微寒。主蚀恶肉，败疮，死肌。排脓恶血。

【藜芦】〔寒〕微寒。主头疡，疥瘙，恶疮。

【石灰】〔温〕。主疽疮，疥瘙，热气，恶疮，癞疾，死肌，堕眉。疗髓骨疽。

狸骨：温。主恶疮。

铁浆：平。治时气病，骨中热，生疱疮、豌豆疮，饮之差《梅师方》。

《蜀本》

野驼脂：主顽痹，风瘙，恶疮，毒肿，死肌，筋皮挛缩。

《药对》

苦参：寒。主诸恶疮，软疖（君）。疗恶疮，下部䘌。

白石脂：平。主疽，痔，恶疮（臣）。

蘩[1]蒌：平。主积年恶疮（臣）。

藁本：温（臣）。治皮肤疵䵟，酒齄，粉刺。

菖蒲：温。主风瘙（君）。主痈疮。治恶疮，疥瘙。

艾叶：微温。苦酒煎，主除癣及下部疮（臣）。疗下部䘌疮。

槲皮：平（臣）。治恶疮，煎汤洗之《药性论》。

葵根：寒（君）。主恶疮。

柳华：寒。主马疥，恶疮，煮洗立差（使）。痂疥，恶疮。

---

① 蘩（fán 繁）：白蒿。

五加皮：微寒。主疳疮（使）。主疽疮，阴蚀。

梓叶：微寒（使）。主烂疮。

苎[1]根：寒。主小儿赤丹（使）。

谷叶：平。洗之令生肉（臣）。

萹竹：平。主浸淫，疥，恶疮（使）。主浸淫，疥瘙，疽，痔，女子阴蚀。

大麻：平（臣）。嚼涂治小儿疳疮《子母秘录》。

孔公孽：温。主男女阴蚀疮（臣）。主邪结气，恶疮，疽，瘘，痔。

紫草：寒。主小儿面上疮（使）。

马鞭草：平。主下部疮（臣）。主下部䘌疮。

曹青岩曰：疖、疽、癣、疥，皆恶疮也。《病源》曰：肺主皮毛，脾主肌肉，气虚腠疏，则湿邪乘入，化为热毒，侵食肌肤，浸渍血脉。疖、疽则或肿或腐，疥、癣则为痛为痒，延扰日久，变化生虫，浅则外淫，深则内薄。既宜化其浊秽，又当洁其脓腐，然毒本散漫，药峻则伤气血，药缓则邪淹留，欲弭其患，必于宣逐之中，寓以抵罅补隙，则邪气去而络隧宁矣。

按本篇除异名同患，异文同义，如瘲即癣，《释名》：癣，徙也。侵淫移徙日广，故青徐谓：癣为徙也。《音义》引此作瘲。瘙即疥之所苦，《释名》疥，齘也。痒搔之齿，頳齘[2]也。痒即瘙之所由，《释名》痒，扬也。其气在皮肤中，欲得发扬，使人搔发之而扬出也。痂即创之所结。外曰疽、曰秃、曰䘌、曰瘑、曰癞、曰疖、曰丹，《病源》曰：体虚受风热湿毒，与气血相搏，则发恶疮，痒痛焮肿而多

---

① 苎：反经堂本作“茓”。茓（xué 学），做囤用的狭而长的席称“茓子”。

② 頳齘（jìn jiè 禁介）：闭口切齿。

汗，身体壮热。

癣者，风湿邪气客于腠理，复值寒湿与血气相搏，则血气否涩，皮肉隐疹如钱文，渐渐增长，或圆或斜，有匡郭，里生虫，搔之有汁。有干癣、有湿癣、有风癣、有白癣、有牛癣、有圆癣、有狗癣、有雀眼癣、有久癣。

疥者，皮内隐起发如痦瘰，极痒，搔之汁出，旋作干痂，皆有虫。有马疥、有水疥、有干疥、有湿疥。

疽者，瘑之类。多发于支节，脚胫相对，帀帀作细孔如针头，其里有虫，瘙痛，搔之黄汁出，随差随发。有甲疽、有查疽、有顽疽、有根疽。非痈疽之疽也。

秃见前《发秃落篇》，䘌见后《䘌篇》。

瘑疮者，风湿之气折于血气，结聚所生，多着手足间，递相对如新生茱萸子。痛痒，抓搔，黄汁出，浸淫生长拆裂，时瘥时剧，变化生虫。有燥瘑创、湿瘑疮、久瘑创。

癞者，多从风起，初入皮肤，流通四肢，潜于经脉，或在五脏。眉睫堕落，鼻柱崩坏，语声变散，耳鸣啾啾，皮肉顽痹，不觉痛痒。有乌癞、有白癞。

疖者，人运役劳动，阳气发泄，遇风冷湿气折之，经络之血结涩不通，乃生核如梅李。

丹者，风热恶毒所为，令人身体忽然焮赤，如丹涂之象。

诸患者，其来有自，其制有物，则其间自有针孔相符处，可人人领会而不必缕述者也。第其植根非深，而琐碎淹蹇，倏忽以至，迁延不退，积久内伐，仍可毙人。所当比诸内证，阐发其理者。盖痈疽既犹伤寒，此类则犹疟痢；疟痢者根连内外，此类之根未尝不亦连内外；伤寒乃伤荣卫，概从气分鼓荡；疟痢则伤经隧，每傍血脉消长，是疟痢为著形体而伤寒反仅碍气机矣。是故碍气机者易进易退，虽奔腾踊跃张甚，而可决其生死；疟痢则绵延反复迟滞，而难断其违从，譬之天降时雨，纵倾盆倒峡，每多生物之功，惟淫霖弥逆，积日累旬者，伤害禾稼实甚也。

篇中诸病，大率由湿、火、痰、虫、风酝酿以成，受之者多在血脉，而湿乃浸淫之湿，可由逐而去。风非外中之风，可由散而息，从湿生火，火与湿搏而成痰，从湿热生风，风与湿热媾而生虫。故篇中药物除湿者几居其半，即治风、治火、治痰，亦必关照驱湿通血脉，此其大纲矣。

漆疮

【蟹】〔寒〕。败漆，愈漆疮。

【茱萸皮】〔温〕大热。吴茱萸皮能疗漆疮。

苦芙①：微寒。主面目通身漆疮。

鸡子白：微寒。治漆疮涂之。

鼠查：见杉材注。洗漆疮。

井中苔萍：大寒。主漆疮，热疮。

秫米：微寒。疗漆疮。

杉材：微温。疗漆疮，削作柿，煎汤隐居。

《蜀本》

石蟹：寒。主漆疮。

漆姑叶：微寒。疗漆疮见杉材注隐居云。

《药对》

芒消：大寒。傅漆疮（君）。汤渍芒消令浓，洗漆疮。

---

① 苦芙（ǎo 袄）：为菊科植物蒙山莴苣的全草。

《证类》

黄栌木：洗汤火漆疮及赤眼。

曹青岩曰：漆之为物，濡湿则干，风燥反润，投以咸卤则消化为水，人着其气则肿而为疮。《病源》曰：漆疮者，瘙痒肿起，先发赤?，后生细粟。厉者，肿脓焮痛极而为痂癞。然有不畏者，终日播弄了无他苦，畏者远袭其气辄发。轻者至七八日不治自差，重者治以相制之物，亦必七八日始已。或曰：其人本有湿热，感漆气之窜烈则为疮。每见易生疮疥者，染气即发，遇漆则固无恙也，是禀赋之畏恶，非湿热之感召也明矣。

按治漆疮者，惟化患害为护卫，其义最精且尽美尽善杉材柹，其次去结聚芒消、清热毒井中苔萍，其次充土气秫米、泽肌肤鸡子白美矣。若夫任败漆之物蟹、石蟹，漆气固为之解散，其质将奈之何，是又可证仍有去滓消毒之物为之佐使，以善其后也。惟漆之为物，《本经》列诸上品，谓为无毒，《别录》则增有毒于下，其理所当究焉。夫人乖常理曰奸，物戾常情曰妖，在人视之为妖，在物所具则为毒。漆之毒以其得燥反漓，得湿反凝耳。然则《本经》何以著其主绝伤、续筋骨、填髓脑之功？夫正以其止能于血液盛满之躯，续筋骨、填髓脑也。故《本经》不曰主绝竭、绝涸，而曰绝伤，正为其人血液盛满时，忽遭伤损，致断绝不续耳。既知其如是，不遂可知其于血液燥涸人，则能劫血液使漓，扬血液使沸耶！故患漆创者，多娇怯白嫩之人。蟹咸寒散血，漆能劫之则蟹能散之，漆能扬之则蟹能止之。所以为第一的对之剂，篇中诸物欲尽识其用意所在，即以是推之可也。

瘿瘤

小麦：微寒。

【海藻】〔寒〕。主瘿瘤气，颈下核，破散结气。

昆布：寒。主瘿瘤，聚结气。

【文蛤】〔平〕。

【半夏】〔平〕生微寒、熟温。除瘿瘤气，虚而有痰气加用之《药性论》。

【贝母】〔平〕微寒。与连翘同治颈下瘿瘤《药性论》。

【通草】〔平〕。根治项下瘿瘤《药性论》。

【松萝】〔平〕。主项上瘿瘤。

【连翘】〔平〕。主瘿瘤，结热。

【白头翁】〔温〕。主积聚，瘿气。

【海蛤】〔平〕。治项下瘿瘤《药性论》。

生姜：微温。

《药对》

元参：微寒。主散颈下肿核（臣）。

杜蘅：温（臣）。主项间瘿瘤《药性论》。

曹青岩曰：瘿瘤，皆气结疾也。《灵枢·刺节真邪论》曰：有所结，气归之。津液邪气凝结日甚，连以聚居为昔瘤，是瘿瘤悉缘积累而成。瘿专主气，瘤兼主血。瘿不治则能妨咽；瘤不治惟日堰[1]大而无痛痒，故《病源》有瘿可破，瘤不可破之戒，恐气血外竭而致毙也。二候初觉，但宜解结气，通津液，使不连聚堰大，化热为脓则善矣。

---

① 堰（ōu 欧）：聚沙曰堰。

按古人谓险阻气多瘿《淮南·坠形训》，轻水所多秃与瘿人《吕览·尽数》，何哉？盖生其地者袭其气，食其畜者践其形。气应上达，血应潜趋，当达不达，以其地势有以撄[①]之也；当趋不趋，以其力微不能前进也。是二说者，一似言瘿《淮南》，一似言瘤《吕览》，以瘿与瘤本系同类，特随处结聚曰瘤，但居颈项曰瘿。以义言之，婴，绕抱也《淮南·要略训》：以与天和相婴薄注；留，滞守也《庄子》：山木无留居注，滞守者不能择地，绕抱者必倚险要，故曰瘿颈瘤也《说文》。瘿，婴也，在颈。婴，喉也《释名》。瘤，肉起疾也《广韵》。瘤，流也，气血流聚而生肿也《释名》。犹不可见泛称则为瘤，在颈则为瘿耶？即瘿专主气，瘤兼主血，亦于此可识矣。血有定届，气无定行，则宜瘤有常处，瘿无常处，乃适相反。又气能鼓激，聚则迫急，血主流行，聚止盈科，则应瘿急瘤宽，瘤垂瘿突，乃复相反，何哉？夫成瘿者，非有余之气，为瘤者，乃气阻之血。气缘不足，故不能通达而陷于险；血缘气阻，故反能鸠合而结为垒，则瘿如缨络之垂，瘤似榴球之湛，非无由也。虽然气本因疲乏，不尽欲行之量；血亦因气滞，乃故违流动之趋。是其责皆应在气，故本篇少独治瘿瘤之物。有之，惟一味耳白头翁，且见颈项字样者，十四味中复居其七，是可晓行气则血自流，解郁则血自顺，开结则血自通，化痰则血自利，除火则血自宁耳，曾谓竟不治血哉！

瘘疮

【雄黄】〔平〕〔寒〕大温。主寒热，鼠瘘。

---

① 撄（yīng 婴）：系、缠绕。《玉篇·手部》：“撄，结也。”

【礜石】[1]〔大热〕生温、熟热。主寒热，鼠瘘。

【常山】〔寒〕微寒。主鼠瘘。

【狼毒】〔平〕。主恶疮，鼠瘘，疽蚀。

侧子：大热。寒热，鼠瘘。

【连翘】〔平〕。主寒热，鼠瘘，瘰疬。

昆布：寒。主结气，瘘疮。

狸骨：温。主鼠瘘，恶疮。

【王不留行】〔平〕。主瘘乳。

【斑猫】〔寒〕。主鼠瘘，疥癣。

【地胆】〔寒〕。主鬼疰，寒热，鼠瘘，恶疮。

【鳖甲】〔平〕。

《药对》

蟾蜍：寒（臣）。治鼠漏，恶疮《药性论》。

附子：大热（使）。

漏芦：寒。主诸瘘，疗诸瘘疥，久服甚益人隐居。

白矾：寒。主瘘，恶疮，瘰疬（使）。治鼠漏，瘰疬《药性论》。

雌黄：平。主诸瘘，恶疮（臣）。

车前子：寒。

蛇衔：微寒。主鼠瘘（臣）。

《证类》

虾蟆：寒。虾蟆即蟾蜍也，重出。

曹青岩曰：瘘疮之源凡三：《素问·生气通天论》曰：陷脉

---

① 礜（yù 玉）石：原作“矾石”，然矾石性寒，当为“礜石”，乃形近致误。

为瘘，留连肉腠。是缘疡久不敛而成者；《灵枢·寒热》篇曰：鼠瘘之本在脏。是因情志拂郁而发者；又曰：浮于脉中，未著肌肉，外为脓血。是受虫鸟之毒而生者。夫虫鸟之毒，或自饮食染其精液、或自居处袭其毒气，内则决而逐之，外则蚀而去之，所谓从本引末以去之也。疡久不敛，或疡生筋骨空陷之处，外阖而内不联，或以气血虚乏，腐去而肉不长，所谓补虚易而塞漏难也。情志拂郁，则精血内沮，他脏之损不若肝脏之专，男子每发于茎，妇人历生于乳，经方所谓问痔瘘、乳瘘是也。亦有发于颈掖[①]者，所谓狼瘘是也。其成每至数年、数十年，其溃每至于死而后已，近世名之曰失荣、乳岩、阴岩。治者善于补救，尚尔无稗，攻蚀则适促其生也。

按陷脉为瘘，即所谓漏也。本在于脏，上[②]出项腋间者，即所谓瘰疬，是其未溃者也。浮于脉中未著肌肉，外为脓血者，即所谓鼠瘘，是瘰疬之已溃者也。漏者，当求诸痈疽治虚之法；瘰疬者，当顺气开结；鼠瘘者，当杀虫解毒。痈疽治虚，顺气开结，自宜依指他求，若解毒杀虫，则此篇备矣。凡曰瘰疬，及言瘘不言鼠者，皆解毒者也。言鼠瘘、恶创者，皆杀虫者也，而顺气开结，亦多寓焉。盖惟专顺是气、专开是结者，皆不假取诸他篇也。虽然鼠、蝇、蜂、蚁、蛇、蛙、虫、蚝、蚍蜉、蛴螬、蜣螂、蚯蚓、虾蟆、螲蟷[③]、雕、乌鹊，撅既遗精于食，既中毒于人，何以不为内患，而反流于经脉，发诸皮腠，且能不著肌肉耶？夫惟如此，方可用篇中诸物而不嫌其毒也。盖人脏腑充实，毒本难干，设脏腑不虚，第经脉懈弛，则毒不内犯

---

① 掖：胳肢窝，后作“腋”。《说文·手部》：“掖，臂下也。”

② 上：反经堂本作“止”。

③ 螲蟷（diédāng 叠当）：一种生活在地下的蜘蛛。

而外流，故药物亦得以毒化毒耳。假使毒内蕴而发病，宁得尚攻伐耶！就是而循其所列之物，察其气性之异，合夫克化之理，推其生制之宜，而更佐以抵隙补罅之资，期归于成平，帖服而后已，讵不可哉！且《灵枢·寒热》篇岐伯答帝治鼠瘘，《千金》《外台》皆作请从其末引其本，今本乃作请从其本引其末，唐人所引，讵无所本，况非止一处也，不与本篇之旨吻合耶！

五 痔

【白桐叶】〔寒〕。皮主五痔。

【萹蓄】〔平〕。疗疽、痔。

【猬皮】〔平〕。主五痔，阴蚀，下血赤白。

【猪悬蹄】〔平〕。主五痔，伏热在肠。

【黄芪】〔微温〕。主五痔，鼠瘘。

《蜀本》

五灵脂：温。

五倍子：平。疗五痔，下血不止。

《药对》

龟甲：平。主五痔（臣）。

赤石脂：大温（君）。疗痈疽，疮，痔。

檗木：寒。主肠痔。

榧子：平（臣）。主五痔，去三虫。

槐子：寒（君）。补绝伤，五痔，火疮。

蛇脱：平。寒热，肠痔。

腊月鸲鹆[1]：平。作屑，主五痔。主五痔，止血。

鳖甲：平。主五痔（臣）。主蚀痔，恶肉。

腐木檽[2]：寒（臣）。

竹茹：微寒（臣）。治五痔《药性论》。

菓耳：微寒（臣）。为末，水服治五痔《千金翼》。

槲脉：平。烧作散主痔。槲若，主痔止血。

《证类》

槐鹅：微温。治五痔。槐花鹅见《简要济众方》。

柏叶：平。

艾叶：微温。治五脏痔，泻血《药性论》。

曹青岩曰：痔侯凡五，皆下血，有疮。《生气通天论》曰：因而饱食，经脉横解，肠澼为痔。《病源》曰：醉饱合阴阳，致血气劳扰，经脉流溢，渗漏肠间，冲发为痔。据此，则痔因气劳扰而下注，血即随注而渗泄，泄而不畅，则瘀滞变热而结肿。渗而不已，则经脉滑溜而为澼，肿久为脓则成瘘，澼久乏气则脱肛。肿而热者，化其热；虚而滑者，固其脉。必补益其气，使枢轴旋不阻，斯治法之善也。

按崔氏曰：五痔，肛边生肉如鼠乳，出孔外，时时浓血出者，牡痔。肛边肿痛生创者，酒痔。肛边有核，痛，寒热者，肠痔。大便辄清血者，血痔。大便难，肛良久乃肯入者，气痔。《集验》曰：气痔，温寒湿劳即发，蛇脱皮主之。牡痔生肉如鼠乳，在孔中，颇见外，妨于更衣，鳖甲主之。牡痔从孔中起，外肿，五六日自溃出脓血，猬皮主之。肠痔，更衣挺出，久乃

① 鸲鹆（qú yù 渠玉）：俗称八哥。

② 檽（ruǎn 软）：黑木耳。

缩，猪左悬蹄甲主之。脉痔，更衣出清血，蜂房主之。两说者参差不齐，大同小异，更核之《病源》《千金》，又或小有不同。盖突于外者为牡，苞于内者为牝，著于肠者为肠。血者，血之不摄；气者，气之不举。则牡者为肿，牝者为痛，便艰者为肠，重坠者为气，流血者为血，而肿者有湿有火，痛者有热有瘀，便坚者有燥有火，重坠者有湿有热，流血者有瘀有虚。篇中解热、清火、燥湿、渗湿、举气、调气、通瘀、止血、滋燥、清燥，非特一而周到也，皆可就其病之偏重为之调剂，俾归于平焉。欲使知此病之解热、清火等义，绝与治他病者不同。一若预烛后人将必有以阴阳、表里、虚实笼统大概之说，为治病标准者，诏之，俾息其喙，是书之微义也。

脱肛

鳖头：平。头血涂脱肛《药性论》。

【卷柏】〔温〕平、微寒。治脱肛。

【铁精】〔微温〕。疗脱肛。

东壁土：平。主下部疮，脱肛。

蜗牛：寒。大肠下脱肛，筋急。

生铁：微寒。主治下部及脱肛。

删繁云：肛者，主大便道，肺与大肠之合也，号为通事令史。若脏伤热即脱，闭塞，大便不通，或肿，缩入生创；若腑伤寒，则肛寒，大便洞泻，肛门凸出，良久乃入。《病源》云：脱肛者，肛门脱出也，多因久利后大肠虚冷所为，肛门为大肠之候，大肠虚而伤于寒，利用气嘔[1]而气下冲，则肛门脱出。即已如是，岂有用寒凉之理，乃篇中列药六味，寒凉者三，重坠者二，此曷故哉？夫固当体脏腑情性，而审其耐寒耐温之所以然矣。试检《千金·大肠虚冷篇》，其证则谓胸中喘，肠鸣，虚渴，唇干，目急，善惊，其治则用灸为多，其用药则黄连补汤，其物则黄连、茯苓、芎䓖、石榴皮、伏龙肝、地榆，何尝有一味温补，而曰：治大肠虚冷，利下清白，肠中雷鸣相逐。是诚何故？乃治大肠实热之生姜泄肠汤，反[2]生姜、白术、桂心连用，是知《千金方·五脏六腑虚冷实热》诸篇，非泛泛设，乃脏腑耐药性情精理所系矣。故删繁疗肛门寒则洞泻凸出，猪肝散方，猪肝、黄连、阿胶、芎䓖、艾叶、乌梅亦不滥用温剂，两相印证无异义也。本篇大旨，寒凉三味具伸而能缩之机，重坠二味取坠可转升之理，鳖蜗之伸缩不待言，即卷柏亦得水则舒，暴干仍卷，犹是此意，铁则本重而浥取精气于水，不已化为轻乎！至东壁土则缘水过下趋为祸，始还以防水之物为堤埂之干耳。超超元理，益人神智如是。

䘌

【青葙子】〔微寒〕。主下部䘌疮。

【苦参】〔寒〕。疗下部䘌。

蚺蛇胆：寒。主䘌疮。

腹蛇胆：微寒。心腹䘌痛，下部䘌疮。

大蒜：温。散痈肿䘌疮。

---

① 嘔：《字汇补》音未详。《诸病源候论》：大肠虚而伤於寒，痢而用气。嘔其气不冲，则肛门脱出。

② 反：反经堂本作“及”。

【戎盐】〔寒〕。

《药对》

艾叶煎：微温（臣）。疗下部䘌疮。

《证类》

马鞭草：平。主下部䘌疮。

蛔虫

【薏苡根】〔微寒〕。下三虫。煮汁作糜食香，去蛔虫效隐居。

【藋菌】〔平〕微温。去蛔虫，寸白。

【干漆】〔温〕。利小肠，去蛔虫。

楝根：微寒。疗蛔虫，利大肠。

【茱萸根】〔温〕大热。根白皮，杀蛲虫。

艾叶：微温。汁杀蛔虫隐居。

《药对》

石榴根：平（使）。疗蛔虫。

槟榔：温（君）。杀三虫。

《证类》

鹤虱：平。主蛔蛲虫，用为散，肥肉臛[①]汁方寸匕。

龙胆：寒、大寒。去肠中小虫。

寸白

槟榔：温。疗寸白。

---

① 臛（huò 霍）：肉羹。

【芜荑】〔平〕。逐寸白，散肠中嗢嗢①喘息。

【贯众】〔微寒〕。去寸白。

【狼牙】〔寒〕。去白虫。

【雷丸】〔寒〕微寒。白虫，寸白，自出不止。

【青葙子】〔微寒〕。杀三虫。

【橘皮】〔温〕。止泄，去寸白。

【茱萸根】〔温〕大热。治寸白虫《药性论》。

石榴根：平。疗寸白。

榧子：平。去三虫。

《药对》

桑根白皮：寒（臣）。利水道，去寸白。

曹青岩曰：湿热之气，变化生疮，蚀烂孔窍，即《金匮》之狐惑，《病源》之痔䘌也。伤寒热病，邪不尽达，熏蒸腹中，浸淫孔窍，令人下部或咽喉生疮，喜睡恶食，微热利血，甚则胃虚，气逆呕哕，每有致死者。嗜甘之人，脾胃气缓，虫动侵食，亦能为之，但宜化导郁勃之气，盖欲复洼聚之流，先瀹湮遏之源是也。

又曰：九虫之害，蛔与寸白为多，皆湿热化生者也。蛔处胃中，每有上逆吐出者；寸白处肠中，但从大便出者。蛔依于血，寒则内动而致腹痛；寸白附于液，热则滋生而致痔蚀。其生也，藉脏腑之湿热；其出也，凭糟粕之黏裹。蛔则必待血滞通而后行，寸白必待凝液化而始出。蛔性畏苦，寸白性畏辛。得其性而制之，流毒可冀免矣。

按䘌、蛔、寸白，所由不同，趋向殊异，而均为虫者，以

① 嗢（wà 哇）：反胃欲呕的声音。

脾胃失职，湿热蕴隆则同也。狐或①属心，心者火，火逢空斯发，故主面目乍赤、乍黑、乍白，著物即燃，故主蚀。蛔属肝，肝者木，木上耸下朻②，故主上下皆出，喜润恶燥，故主烦。寸白属脾，脾者土，土藏垢纳污，故主津液凝浊，生物繁庶，故主群。又狐惑连表而里不靖，故状如伤寒，默默欲眠，目不得闭，卧起不安，不欲饮食，恶闻食臭。蛔病在阴而阳不振，故主脉微而厥，肤冷，静复时烦，须臾复止，得食而呕又烦。寸白诸书皆少言其外候，惟《千金》谓脾劳热，则有白虫在脾中为病，令人好呕。本篇谓肠中嗢嗢喘息，虫自出不止，则阳不运阴而反激阴之候也。又肝藏血，故蛔每倚血为起伏，篇中薏苡根、干漆、楝实、艾叶皆属血药而能杀虫者。脾生津，故寸白必凝津为窠臼，篇中贯众、橘皮、榧子、桑皮皆于津液中杀虫者。蛔服苦，篇中诚有沉苦之列；寸白服辛，篇中不乏辛烈之厕。质之于䘌，则辛苦并陈，津血并利，而与寸白同用青葙，已可见其清湿热可瘳，与蛔同用艾叶，又可见其行血液乃伏。然执此而不知权变，犹执一也。权变惟何？《伤寒论》之乌梅丸、《金匮要略》之甘草粉蜜汤、甘草泻心汤、苦参洗、雄黄熏是也。说者谓：虫生于风，故风字从虫。此言良是，第此风若系外中内生，其咎应不止此，是必别有故，试思湿盛则为痹为挛，水停则为痰为饮，又安得生虫，惟其中有热，则阳气不得入而与之交化，于是阳气与湿热错而相摩荡焉。《正蒙》所谓：阴气凝聚，阳在外不得入，则周旋不舍而为风者是也。是知生虫之湿与水，非盛满停潴，乃饮食精微之余，不随阳化者，

① 或：反经堂本作“惑”。
② 朻（jiū 纠）：高木。

仍系生气之萌，故成有生之物，确似风而实非风也。或者又谓：蟨与寸白，人不常有；蛔则夫人有之，故多，别无大病，稍稍佛逆即见于吐者是已。盖天之与地，无所不包，阴阳交化而孕育者，无物不有，则人腹之有虫，又何疑焉！古人亦以泛辞置之曰：人不必尽有，有亦不必尽多，或偏有，或偏无，皆依肠胃之间。若腑脏实则不为害，虚则侵蚀焉，随其虫之动而能变成诸患也。《病源》云。

卷之七

虚 劳

【丹沙】〔微寒〕。

【空青】〔寒〕大寒。益肝气。

【石钟乳】〔温〕。安五脏，益气，补虚。疗下焦伤竭，强阴。

【紫石英】〔温〕。补心气不足。

【白石英】〔微温〕。益气，补五脏。

【磁石】〔寒〕。养肾脏，强骨气。《药性论》云：能补男子肾虚、风虚、身强、腰中不利。盖摄治节于作强中也。

【龙骨】〔平〕微寒。养精神，定魂魄，安五脏。

【茯苓】〔平〕。调气，伐肾邪，长阴，益气力，保神守中。

【黄芪】〔微温〕。补丈夫虚损，五劳羸瘦。

【干地黄】〔寒〕。主男子五劳七伤，女子伤中胞漏。

茯神：平。疗风眩，风虚，五劳。

【天门冬】〔平〕大寒。保定肺气。

【薯蓣】〔温〕平。主伤中。补虚羸劳瘦，充五脏，除烦热，强阴。

【石斛】〔平〕。主伤中。补五脏虚劳，羸瘦，强阴。

【沙参】〔微寒〕。补中，益肺气。

【人参】〔微寒〕微温。补五脏。

【元参】〔微寒〕。补肾气。

【五味子】〔温〕。主益气，劳伤，羸瘦。补不足，强阴，益男子精。

【肉苁蓉】〔微温〕。主五劳七伤。补中，养五脏，强阴益精。

【续断】〔微温〕。助气，调血脉，补五劳七伤《日华》。

【泽泻】〔寒〕。补虚损五劳。

【牡丹】〔寒〕微寒。安五脏。

【芍药】〔平〕微寒。

【牡桂】〔温〕。补中益气。

【远志】〔温〕。主伤中，补不足。

【当归】〔温〕大温。补五脏，生肌。

【牡蛎】〔平〕微寒。

【五加皮】〔温〕微寒。五缓，虚羸。补中益精。

白棘：寒。疗丈夫虚损，阴痿精自出。补肾气，益精髓。

覆盆子：平。主益气。

【巴戟天】〔微温〕。安五脏，补中，增志，益气。

【牛膝】〔平〕。疗伤中，少气。

【杜仲】〔平〕温。补中，益精气。

【柏实】〔平〕。安五脏，益气。疗恍惚，虚损吸吸。

【桑螵蛸】〔平〕。疗男子虚损，五脏气微。

【石龙芮】〔平〕。平肾胃气，补阴气不足。

【石南】〔平〕。主养肾气，内伤，阴衰。

【桑根白皮】〔寒〕。主伤中，五劳六极，羸瘦。补虚，益气。

【地肤子】〔寒〕。补中，益精气。

【车前子】〔寒〕。养肺，强阴，益精。

【麦门冬】〔平〕微寒。疗虚劳，客热，口干，燥渴。

【干漆】〔温〕。主绝伤。补中，安五脏。

【菟丝子】〔平〕。主续绝伤，补不足，益气力，肥健。

【蛇床子】〔平〕。令妇人脏热，男子阴强。

【枸杞子】微寒。补内伤，大劳嘘吸。

【大枣】〔平〕。补中，益气。

【枸杞】根。大寒。

【麻子】〔平〕。主补中益气。

【胡麻】〔平〕。主伤中，虚羸。补五内，益气力，长肌肉，填骨髓。

《唐本》

葛根：平。起阴气。

《蜀本》

补骨脂：大温。主五劳，七伤，风虚冷。

《药对》

甘草：平。补益五脏，下气，长肌肉，制诸药（君）。

黄雌鸡：平。主续绝（臣）。补益五脏，疗劳，益气。

萎蕤：平。补不足。除虚劳，客热，头痛（君）。

甘菊：平。补中，益五脏（君）。

紫菀：温。主劳气（臣）。五劳，体虚，补不足。

狗脊：平。补益丈夫（臣）。

藕实：寒。补中，养气（君）。主补中养神，益气力，除百疾。

蜂子：微寒。补虚冷（君）。补虚羸，伤中。

芜青、芦菔：温。益五脏，轻身（君）。主利五脏，轻身，益气。

赤石脂：大温。主养心气（君）。

蔷薇：微寒。主五脏寒热（君）。

云母：平。主气，益精（君）。安五脏，补中。疗五劳七伤，虚损少气。

枳实：微寒。主虚羸少气（君）。利五脏，益气。

防葵：寒（君）。疗五脏，虚气。

虚由于自然，劳因于有作。譬诸器物，虚者制造之薄劣，劳者使用之过当。仲景论虚劳，凡言劳者必主脉大。云脉浮、脉浮弱而涩、脉虚弱细微、脉沉小迟，皆不谓劳。则可见劳者脉必大，虚者脉必小。遂可知劳者精伤而气鼓，虚者气馁而精违。而其间节目，虚有阴阳之不同，劳有伤损之殊异。是其治则遂觉烦多，以篇中校之，大率曰补、曰安，皆治劳之技；曰益、曰养，咸治虚之法。以其所至之处，察其所乘之机，剖而析之，曲而帖之，可以得其当也。夫大热、消渴、鬼疰、尸疰、吐唾血、上气、咳嗽、下利、声暗、瘘、㿗、阴痿、泄精、不得眠、腰痛、妇人崩中、月闭皆可为虚劳兼有。虽不能不合于诸证之治要，须与是相符而不相乖，更核是篇须与彼相即而不相舛，乃能曲当。

苟泥诸证常治，恐犯虚虚之戒；徒执本篇所见，又防盛盛之嫌。故篇中不惮缕析条陈，合而言之，则曰安五脏，石钟乳、龙骨、牡丹、巴戟天、柏实、干漆、云母。补五脏，白石英、石斛、人参、当归。补益五脏，甘草、黄雌鸡。充五脏薯蓣，养五脏肉苁蓉。五脏气微桑螵蛸，补五内胡麻，益五脏甘菊花、芜青。五脏寒热蔷薇，五脏虚气防葵，调脏气茯苓，利五脏芜青、枳实。五劳黄芪、茯神、泽泻、桑白皮、紫菀，但主五劳，七伤干地黄、续断、补骨脂、云母，兼主五劳七伤，补中沙参、牡蛎、五加皮、牡桂、巴戟天、杜仲、地肤子、干漆、大枣、麻子、甘菊花、藕实、云母，莫不具列章程。分而言之，则曰肝空青益肝气，心紫石英补心气不足，赤石脂养心气，肺天门冬保定肺气，沙参益肺气，车前子养肺，肾磁石养肾气，元参、白棘补肾气，石南养肾气，益气石钟乳、白石英、覆盆子、巴戟天、柏实、桑白皮、黄雌鸡、芜青、枳实、续断，益气力茯苓、菟丝子、胡麻、藕实，羸瘦，黄芪、薯蓣、石斛、五味子、五加皮、桑白皮、蜂子、枳实。菟丝子令肥健，胡麻、甘草长肌肉，当归生肌肉。伤中地黄、薯蓣、石斛、远志、牛膝、桑白皮、胡麻、蜂子，强阴，石钟乳、薯蓣、石斛、五味子、肉苁蓉、车前子、蛇床子、磁石强骨气，石南主阴衰。益精，五味子、肉苁蓉、五加皮、白棘、杜仲、地肤子、车前子、胡麻。莫不各分条理。校他病之用补益者，毫不相同，其灼然尤可明者，无如除热一法，不加散发，不投清泄，其命意更属天渊，薯蓣除烦热，麦门冬主客热、口干燥渴，萎蕤平客热、头痛，蔷薇主五脏寒热。是其因地制宜为何如哉！

奈何挽近论治虚劳，辄曰滋阴清火、养血除热，既不按病治病，复不遵循仲景。凡桂枝龙骨牡蛎、小建中、黄耆建中、天雄散等物治之者，概视为畏途。漫不加省驯，至胃减便溏，益复寒凉滋肝，致不可救而止。无怪乎是篇更弁髦置之矣，而不知是篇宗旨确有稗补仲景者，请试言其一二。如益精而去精中之芜累地肤子、车前子、五加皮，强阴而召不羁之浮阳石钟乳、薯蓣、石斛、五味子，因伤中而反求诸上下桑白皮、牛膝，因羸瘦而转事消耗桑白皮、枳实。补中者益脾，益气亦益脾，而寓治体治用于其间，补中诸物是益脾体，益气诸物是益脾用。不然则四脏皆有专补，而脾独阙如也；安五脏、补五脏、补益五脏、充五脏、养五脏、益五脏皆以联络五脏，而寓动静升降于其间，不然诸物之功，未见若是其溥也。要而言之，篇中列药六十五味，无非补精、补气两端。推而极之，则其间性温者二十，性平者二十有六，微寒者七，寒者十有二。又不过丹沙、空青、磁石、天门冬、泽泻、白棘、桑白皮、地肤子、车前子、枸杞根、藕实、防葵等物。治虚劳大旨，犹不可窥见一斑乎？

阴 痿

【白石英】〔微温〕。主消渴，阴痿不足。

【阳起石】〔微温〕。阴痿不起，补不足，男子茎头寒，阴下湿痒。

【巴戟天】〔微温〕。主阴痿不足。

【肉苁蓉】〔微温〕。主茎中寒热痛，强阴，益精气。

【五味子】〔温〕。强阴，益男子精。

【蛇床子】〔平〕。男子阴痿，湿痒，能令阴强。

【地肤子】〔寒〕。强阴。与阳起石同服，主丈夫阴痿不起。补气益力《药性论》。

【铁精】〔微温〕。治产后阴下脱。

【白马茎】〔平〕。主伤中脉绝，阴不起。

【菟丝子】〔平〕。强阴，主茎中寒，精自出，溺有余沥。

原蚕娥：热。主益精气，强阴道，交接不倦。

【狗阴茎】〔平〕。主伤中，阴痿不起，令强热大。

雀卵：〔温〕。主男子阴痿不起，强之令热多精。

《药对》

樗鸡[①]：平（使）。主心腹邪气，阴痿。益精，健志，生子，好色。

---

① 樗（chū 出）鸡：虫名。又名红娘子、灰花蛾。居樗树上，翅有彩纹。

五加皮：微寒。主阴痿，下湿（使）。男子阴痿，囊下湿痒，小便余沥。

覆盆子：平。能长阴（臣）。主阴痿，能令坚长。

牛膝：平。主阴消（君）。男子阴消，妇人失溺。

石南：平（使）。主养肾气，内伤，阴衰。虽能养肾，令人阴痿《药性论》。

白及：微寒。主阴痿（使）。

小豆花：主阴痿不起（使）。

《证类》

山茱萸：平、微温。强阴益精。

天雄：温、大温。长阴气，令人强志，助阳道，暖水脏《日华》。

虚劳已下，自阴痿至腰痛七证，连属在虚劳，足见下虚者多在七证，七证皆虚劳支别，而阴痿尤切近，故首及焉。阴痿与虚劳切近，其义在《金匮·虚劳篇》，一则曰阴寒精自出，再则曰精气清冷，曰阴头寒。盖非精无以蓄阳，非阳无以化物，生气生血之本遂绌。动静云为之节皆乖，虚劳之成多由于此。是以《本经》药物复虚劳者恰半，而皆强阴益精和暖资育之品，以存少火而成脾胃转运之功，非为媾精设，祈似续计也。虽然二茎、蚕娥、雀卵实亦因是而用，夫恢复之役，积储易而发机难。虽温煦培植而机括未灵，仍同堆垛，不足以转发生气象，譬诸釜底益薪，纵多不燃①，何由得暖，必且以炬引之，是其验矣。其他则一若突中除湿五加皮，灶下嘘薪阳起石，障暖气之旁泄天雄，伸气机之窒碍山茱萸，并可引类而推。此所以虽

① 燃：反经堂本作"然"。

似虚劳附庸，实是虚劳邻境，各辟都鄙，别建城郭，而不相统摄者也。惟治痿独取阳明，阳明虚，宗筋纵者，则与是迥殊，不得混同而论。

阴 㿗①

【海藻】〔寒〕。暴㿗，留气，热结，利小便。

【铁精】〔微温〕见阴痿。

狸阴茎：温。主男子阴㿗。烧之，以东流水服之。

狐阴茎：微寒。小儿阴㿗，卵肿。

蜘蛛：微寒。主大人小儿㿗。

【蒺藜】〔温〕微寒。阴㿗，可作摩粉。

鼠阴：平。

《药对》

虾蟆衣：寒。主阴肿车前子也，然不云治阴肿。

地肤子：寒。治阴卵㿗疾，去热风。可作汤沐浴《药性论》。

槐皮：煮汁。主阴肿。淋阴囊坠气痛《药性论》。

痿者，疲垂不起。㿗者，木肿不灵。疲垂不起为虚劳支别，宜矣。木肿不灵亦为虚劳支别乎？不知《素问·阴阳别论》曰：三阳为病，发寒热，下为痈肿及为痿厥腨痟②，其传为索泽，其传为㿗疝。夫太阳阳之至盛也，偏禀气于寒水，而其气下行，赖足少阴肾之经递接而复上出。假使肾气不给，不克传宣，斯寒水、盛阳郁勃于上，而沸腾涌逆，交战肌表；抑溜于下，而浸淫渐渍，溃败血脉。由是而在外之润泽，日以箫索，由是而

---

① 㿗（tuí 颓）：阴部病。

② 腨痟（shuàn yuān 涮渊）：胫肉疲劳。腨，胫肉。痟，疲劳。

在下之灵机，日以虺隤[1]。病若是者，可为虚劳支别否耶！是故㿗本疝类，而与疝源不用说见《本经疏证□蜘蛛下》，阴㿗与阴痿不同，而其源却不甚异，此古人编书相次之微旨也。阴㿗，隐秘丑恶之疾，以不甚害起居食息较之，凡㿗反为可耐，故多忍之，不肯宣播。然观篇中所用药物，则其间兼证亦殊不一。如用蜘蛛则有肿时减者矣，用海藻则有坚顽难驯者矣，用铁精则有重坠迫切者矣，用虾蟆衣则有小溲不利者矣，用地肤子则有肌热者矣，用蒺藜则有痒者矣，用槐皮则有痛者矣，用三种阴茎则有㿗而并痿者矣。要之，痿则有虚无邪，㿗则虚邪错杂。凡㿗则邪多于虚，阴㿗则虚甚于邪。然皆缘少阴肾不能泌别清浊，化阴使从阳，举阳使载阴，盘旋以上济所致，故分正羡引阴阳，自应支贯条析而佐以强阴益肾，皆可因彼而识此也。

囊湿

【五加皮】〔温〕微寒。男子囊下湿，女人阴痒。

槐枝：一作槐皮。洗疮及阴囊下湿痒。

【檗木】〔寒〕。

【虎掌】〔温〕微温。除阴下湿。

【菴蕳子】〔微寒〕微温。

【蛇床子】〔平〕。主男子阴痿、湿痒。浴男女阴，去风冷《药性论》。阴汗湿痒《日华》。

【牡蛎】〔平〕微寒。和蛇床子、麻黄根、干姜为粉，主阴汗《拾遗》。

---

① 虺隤（huī tuí 灰颓）：疲极致病貌。。

宣湿、清湿、劫湿、熯[1]湿、化湿矣，而又紧切于阴囊以治囊湿，尚何容论哉！第此微末之疴，似若不足为虚劳支别者，殊不知亦虚劳支别也。所知钱君、叔和因下血致虚劳，多服补益巨剂始瘥，瘥后遂成囊湿，苟才燥辄复下血，而虚证丛集，间亦阴为㿗肿，必仍[2]服温补大剂，但囊得湿病即愈矣。巢元方曰：大虚劳损，肾气不足，故阴汗、阴冷、液自泄，风邪乘之则搔痒，岂不信然。

泄 精

韭子：温。主梦泄精，溺白。

【白龙骨】〔平〕微寒。疗梦寐泄精，小便泄精。

【鹿茸】〔温〕微温。小便利，泄精，溺血。

【牡蛎】〔平〕微寒。疗泄精。

【桑螵蛸】〔平〕。主男子虚损，五脏气微，梦寐失精。

【车前子】【叶】〔寒〕。治泄精《药性论》。

【泽泻】〔寒〕。止泄精，消渴，淋沥。

石榴皮：平。实，止漏精。

麋骨：微寒。主虚损泄精。

《药对》

五味子：温。主泄精（臣）。

棘刺：寒（使）。

菟丝子：平。主精自出（君）。主茎中寒，精自出，溺有余沥。

① 熯（hàn 汗）：干燥。

② 仍：反经堂本无此字。

熏草：平（臣）。

石斛：平（君）。益精，补内绝不足。

钟乳：温（臣）。主泄精，寒嗽。扶元气，健益阳事《药性论》。

麦门冬：微寒（臣）。主泄精《药性论》。

《阴阳应象大论》曰：阳为气，阴为味。味归形，形[1]归气，气归精，精归化。精食气，形食味。化生精，气生形。味伤形，气伤精，精化为气，气伤于味。据此则阴阳互根，彼此递化，而精为阴之至醇，阳之归宿矣。盖惟其有阳归宿，故能守而不离；惟为阴之至醇，故亦感阳而动。《金匮要略·虚劳篇》论泄精，盖分两种：一者阴寒精自出也，一者梦失精也。《病源》则分四种，曰失精、曰溢精、曰尿精、曰梦泄精。《外台秘要》仅存其三而无溢精。夫固谓溢精为见闻精出，则仍与梦泄精无异，原可不必别分条件。统而会之，尿精自别有故。梦泄精是感阳而动一例，阴寒精自出是阳不归宿一例。桂枝龙骨牡蛎汤、小建中汤者，失精之治；天雄散者，阴寒精出之治。故《外台》遂仿是布置焉。原夫人之生本水火相守局也，即水所以湛然盈澄然洁者，岂徒恃堤岸巩固哉！盖必水无他歧之冲啮，风无别道之激荡。然尤畏寒气凌侵，潦消涨落，不期缩而缩，不期竭而竭。故治泄精者，首当使其水势搏而弗散，内而弗外韭子、五味子。其次则使土摄水龙骨，使阳归阴牡蛎。于是开渠以去旁歧之引而相从车前子、泽泻，聚气以防冲激之率而相离桑螵蛸、石榴皮，而煦阳以伸其机鹿茸、钟乳，黏阴以助其固菟丝子、石斛、麦门冬，则历处可参入焉。要须核之《金匮》两途，《外

---

[1] 形：反经堂本无此字。

台》三派，更合以《千金》补肾而融会贯通之，泄精治则宁尚有遗憾耶！

好眠

【通草】〔平〕。疗脾疸，常欲眠。

【孔公孽】〔温〕。治常欲眠睡。

马头骨：微寒。主喜眠。令人不睡。

牡鼠目：平。烧作屑，鱼胶和注目眦，则不眠《千金方》。

茶茗：微寒。令人少睡。

《证类》

沙参：微寒。治常欲眠《药性论》。

不得眠

【酸枣仁】〔平〕。主烦心，不得眠。

榆叶：平。治不眠《药性论》。

【细辛】温。

《药对》

沙参：微寒（臣）。

《证类》

乳香：温。

《灵枢·大惑论》曰：卫气常以昼行阳，以夜行阴，行阳则寤，行阴则寐。若其人肠胃大，则卫气行留久，皮肤湿，分肉不解则行迟，留于阴也久，其气不精，则欲瞑，故多卧矣。其人肠胃小，皮肤滑以缓，分肉解利，则卫之留于阳也久，故少瞑焉。据《卫气行篇》，言其行自平旦出于目，行足太阳、手太阳、足少阳、手少阳、足阳明、手阳明，竟而复始，凡行二十五周，遂尽阳分，乃由足少阴注于肾，而心、而肺、而肝、而脾，亦如阳之二十五周，以复出于目，则当其在阳具建瓴之势，行乎所不得行[1]，固无干于好眠、不得眠也。惟入阴则穿贯腑脏，经由分肉，宽则远，窄则近，滑则疾，涩则徐，殆止乎所不得不止，好眠、不得眠因此生焉。虽然此其常也，不得为病，无从求治，然病之好眠、不得眠倘不明此，则又无从求治。是故据两病所列首味而言，则好眠是阴滞于阳，不得眠是阴不浃阳矣。

治好眠当求其阳出阴中，今反阴滞于阳；治不得眠当求阳交于阴，今反阴不浃阳。是由出入之违常，径道泥泞则行止濡迟，径道清肃则行止速疾。故治好眠以浣濯茶茗，治不得眠以黏滑榆叶。是由汗洁之背，度阴分有阻，阳不得入，则宜去阴中之阻细辛，阳分自旷阴不得出，则宜促留阴之驾孔公孽，是由通塞之愆期，准此而会意焉，其他亦可不事缕述矣。独沙参一味，《药对》谓其主不得眠，《证类》又言其主好眠，何也？夫沙参治好眠，以能缓滑皮肤，解利分肉也；其治不得眠，则以能湿润皮肤脂膏分肉也。试参之老人类少眠，以皮肤槁也。凡人茶饮多者，亦少眠，以分肉利也。故沙参之治不得卧，是取其体气之舂容[2]丰腴者类多卧，以分肉涩也。劳力者亦多卧，以汗易泄也。故沙参之治好眠，是取其性味之滑泽，至肠胃之宽窄，似无涉于沙参之治矣。然宽者行迟，不可使之滑泽而迅乎！窄者行疾，不可使之充满而迟乎！是皆得以类扩充者也。

---

① 行：反经堂本作“不行”。

② 舂容：舒缓从容。

腰痛

【杜仲】〔平〕温。主腰脊痛，补中，益精气，坚筋骨，强志。

【萆薢】〔平〕。主腰背痛，强骨节。

【狗脊】〔平〕微温。主腰背强机关缓急，周痹，男子脚弱，腰痛。

【梅实】〔平〕。疗肢体痛。

【鳖甲】〔平〕。疗血瘕，腰痛。

【五加皮】〔温〕微寒。主腰脊痛，两脚疼痹。

菝葜：平温。主腰背疼痛。

【爵床】〔寒〕。主腰脊痛，不得着床，俯仰艰难，除热，可作浴汤。

《蜀本》

木鳖子：温。止腰痛。

《药对》

牡丹：微寒（使）。劳气，头腰痛。

石斛：平（君）。主男子腰脚软弱《药性论》。

附子：大热（使）。主腰脊风寒。

《证类》

鹿角胶：主伤中劳绝，腰痛，羸瘦，补中益气。

牛膝：平。除腰脊痛。

鹿茸：温、微温。主羸瘦，四肢痠疼，腰脊痛，小便利。

乌喙：微温。主寒热，历节掣引腰不能行步。

续断：微温。主腰痛，关节缓急。

《病源》云：腰痛有五：一曰少阴。少阴肾也，由十月万物阳[①]气皆衰而痛；二曰风痹，由风寒著腰；三曰肾虚，由役用伤肾。四曰臂[②]肾，由坠堕伤肾；五曰寝卧湿地。又云：肾主腰脚，肾经虚损，风冷乘之。故腰痛诸证皆有因而无状，惟云邪客于足少阴之络，令人腰痛引少腹，不可以仰息，此可为第一项注解。然《素问·刺腰痛篇》所谓足少阴令人腰痛，痛引脊内廉者，又与之稍有异同。此外在《病源》则腰痛不得俯仰、风湿腰痛、卒腰痛、久腰痛、肾着腰痛，各标名目，在《素问》则六经腰痛、解脉腰痛、同阴腰痛、阳维腰痛、会阴腰痛、飞阳腰痛、昌阳腰痛、散脉腰痛、肉里腰痛，别自树帜，皆与下四项参差不合。惟《病源》云：臂腰痛者，谓卒然伤损于腰，血搏背脊所为，久不已，令人气息乏少，面无颜色。《素问》云：衡络之脉，令人腰痛，不可以俯仰，仰则恐仆。得之举重伤腰，衡络恶血归之。此却可为第四项注解，且于篇中鳖甲之治，确有合也。大率欲求五项之状，亦匪甚难，一项、三项自属内伤，然一项由天，三项由人，纵同为虚软痿疲，由天者必别无他涉，由人者自更觉困顿。二项、四项、五项同为外伤，然由风寒则必牵掣，由湿则必沉重，至伤损则更自有异，此其画然可分者也。至于《素问》所列尤广，其状益确，然解脉、阳维、衡络、会阴、飞阳皆足太阳之别，同阴、肉里皆足少阳之别，散脉为足太阴之别，昌阳为足少阴之别，均得仍隶六经，约其旨趣亦可分以阴阳两端，并可概以在阴者虚，在阳者实。徵[③]之阳之痛，为引项脊尻骨加重，为如以针刺皮中，循循然

---

① 阳：反经堂本作“阴”。
② 臂（guì 贵）：腰忽痛也
③ 徵：反经堂本作“癥”。

亦可俯仰，为不可顾，顾如有见者，善悲；阴之痛，为痛引脊内廉，为腰中如张弓弩弦，盖内外虚实的然有辨，不容杜撰矣。寻篇中所列补泻，自是殊途，寒温已别所属，或驱风，或渗湿，或燠寒，或清热，均得因材器使，或疏气，或行血，或耐急，或茹刚，咸令随事设施，而大旨则觑定补虚损，化湿痹，利机械，强筋骨，以腰痛始终为虚劳支别，虚者多，实者少也。

妇人崩中

【石胆】〔寒〕。主崩中下血。

【禹余粮】〔寒〕平。主烦满，下赤白。治崩中《药性论》。

赤石脂：大温。主崩中，漏下。

【代赭】〔寒〕。女子赤沃，漏下，带下百病。

【牡蛎】〔平〕微寒。疗女子带下赤白。

【龙骨】〔平〕微寒。主女子漏下。

【蒲黄】〔平〕。主女子崩中不住《药性论》。

【白僵蚕】〔平〕。主女子崩中赤白。

【牛角鰓】〔温〕。主女人带下血。

【乌贼鱼骨】〔微温〕。主女子漏下赤白经汁。

【紫葳】〔微寒〕。主妇人产乳余疾，崩中。

【桑耳】〔平〕。主女子漏下赤白汁。

生地黄：大寒。主妇人崩中血不止。

【檗木】〔寒〕。主女子漏下赤白。

【白茅根】〔寒〕。止妇人崩中。

艾叶：微温。止妇人漏血。

【鮀甲】〔微温〕。主女子崩中，下血五色，小腹阴中相引痛。

【鳖甲】〔平〕。治妇人漏下五色，羸瘦者烧令黄末之，清酒服《药性论》。

马蹄：平。白马蹄疗妇人白崩。赤马蹄疗妇人赤崩。

【白胶】〔平〕。疗崩中不止，四肢痠疼，多汗。

【丹雄鸡】〔微温〕微寒。主女子崩中，漏下，赤白沃，补虚，温中，止血。

【阿胶】〔平〕微温。主女子下血，安胎。

【鬼箭】〔寒〕。主女子崩中，下血，腹满，汗出。

【鹿茸】〔温〕微温。主漏下恶血。

大小蓟根：温。主女子赤白沃。

马通：微温。主妇人崩中，止渴。

伏龙肝：主妇人崩中，吐血。

【干地黄】〔寒〕。主女子伤中，胞漏下血。

《药对》

柏叶：微温。酒渍，主吐血及崩中赤白（君）。

续断：温（臣）。主妇人崩中漏血。

淡竹筎：微寒。主崩中溢筋。

白芷：温。主漏下赤白（臣）。

猬皮：平（臣）。下血赤白，五色汁不止。

饴糖：微温（臣）。

地榆：微寒。主漏下赤血。主妇人七伤，带下病。治月经不止，血崩《日华》。

《纲》曰：崩中而目，有崩、有漏、有沃、有带。是其缓急轻重之势，可从此参矣。崩如山冢崒[1]崩《毛诗》，言其来甚骤，

---

① 崒（zú 足）：山峰高而险。

其势重急也。漏犹漏师《公羊》，言自上下泄也。沃如沃泉悬出《尔雅》，言不假旁流，直漏而下也。带之着衣，如物系蒂《释名》，言其柔韧连续也。体状一殊，情由立异，斯固宜循因索治。如治崩是治崩石胆、禹余粮、蒲黄、白僵蚕、紫葳、生地黄、茅根、鮀甲、马蹄、白胶、鬼箭、马通、伏龙肝、竹茹、柏叶，治漏是治漏龙骨、乌贼鱼骨、桑耳、檗木、艾叶、鳖甲、鹿茸、干地黄、白芷，治沃是治沃大、小蓟根，治带是治带牡蛎、牛角鳃、地榆。奈何或并治崩、漏赤石脂、续断，或并治崩、漏、沃丹雄鸡，或并治沃、漏、带耶代赭石？何况根本固迥异，如下赤白、下五色而有兼治赤白者禹余粮、牡蛎、殭蚕、乌贼鱼骨、桑耳、檗木、马蹄、丹雄鸡、大小蓟、柏叶、白芷，兼治五色者鮀甲、鳖甲、猬皮，此又何说？且赤白二端相兼者既众矣，而但治下血者颇不为少石胆、生地黄、艾叶、阿胶、鬼箭、鹿茸、干地黄、续断、地榆，但治下白者乃仅止一味，且仍在兼治赤白中白马蹄，是又何耶？仲景曰：妇人之病，因虚积冷结气，为诸经水断绝，至有历年。血积寒结胞门，寒伤经络，凝坚在上，呕吐涎唾，久成肺痈。形体损分，在中盘结，绕脐寒疝。或两胁疼痛，与脏相连，或结热中，痛在关元，脉数无疮，肌若鱼鳞。时着男子，非止女身，在下来多，经候不匀，令阴掣痛，少腹恶寒。或引腰脊下根，气冲气急痛，膝胫疼烦，奄忽眩冒，状如厥巅或忧惨悲伤多嗔。此皆带下，非有鬼神。久则羸瘦，脉虚多寒，三十六病千变万端，审脉阴阳虚实紧弦，行其针药，治危得安。病虽同而脉源各异，据此则千变万端，皆缘于积冷结气两者，而其为病遂分三歧，在上则为肺痈，在中则或为寒疝或为热中，在下则惟带下而已。

《素问·骨空论》曰：任脉为病，男子内结七疝，女子带下瘕聚。盖积冷结气在下，久而幻化阻隔，冲脉寒则凝其通降，而经闭不行，热则激其机械，而漏下不止。不通降则溜于任而为带为沃，被激迫则沸于冲，而为崩为漏。寒热相薄则崩漏带沃并行，并行既有并行之由，斯并治自有并治之故矣。第因证易则，则不可不究，但观其治崩漏外，有兼治他证，自宜着意。如烦满禹余粮、产乳余疾紫葳、少腹阴中相引痛鮀甲，羸瘦鳖甲、四肢痠疼多汗白胶、安胎阿胶、腹满汗出鬼箭、渴马通、吐血伏龙肝、柏叶、溢筋竹茹，与所谓阴掣痛，少腹恶寒，气冲急痛，膝胫疼烦，奄忽时冒，悲伤多嗔者，大都有合。故曰其病虽同，脉源各异。言病证同则治法同，纵渊源有异可勿论也。《千金》白垩丸治三十六病，十二瘕倍禹余粮、牡蛎、乌贼骨、白石脂、龙骨，九痛倍黄连、白蔹、甘草、当归，七害倍细辛、蒿本、甘皮，五伤倍大黄、石韦、瞿麦，三痼倍人参。十二瘕之药，本篇悉备，其余则缺如。所谓痛害伤痼，皆非下赤白，惟十二瘕则曰如骨、如黑血、如紫汁、如赤肉、如脓痂、如豆汁、如葵羹、如凝、如清血血似水，如米泔、如月浣乍前乍却，及经度不应期，皆名曰瘕，而实系带。即此又可识五色者，不必逐色审定。凡属漏下均可随证检治矣。《阴阳应象大论》曰：阳化气，阴成形。是故在阳之病，聚则成形，散则成气；在阴之病，静则为瘕，动则为带。男女之分在此，上下之异亦不离此也。不然，何以病名曰瘕，而病则为崩漏沃带哉！

月　闭

【鼠妇】〔微温〕微寒。主妇人月闭。

【䗪虫】〔寒〕。治月水不通，破留血积聚。

【虻虫】〔微寒〕。蜚虻主女子月水不通，积聚。

【水蛭】〔平〕微寒。主逐恶血、瘀血，月闭。

【蛴螬】〔微温〕微寒。主月闭。

【桃仁】〔平〕。通月水，止痛。

狸阴茎：温。主月水不通。

【土瓜根】〔寒〕。主瘀血，月闭。

【牡丹】〔寒〕〔微寒〕。治女子经脉不通，血沥，腰痛。

【牛膝】〔平〕。主妇人月水不通，血结。

占斯：温。主血癥，月闭，无子。

虎杖：微温。主通利月水。

【阳起石】〔微温〕。破子脏中血。

【桃毛】〔平〕。下血瘕，破坚闭。

【白垩】〔温〕。主女子寒热，癥瘕，月闭，积聚，阴肿痛，漏下，无子。

【铜镜鼻】〔平〕。主女子血闭，癥瘕，伏肠，绝孕。

《药对》

白茅根：寒。主血闭（臣）。治瘀血，血闭。

大黄：大寒。治月候不通（使）。主女子寒血闭胀，小腹痛，老血留结。

射干：微温（使）。通女人月闭，治气，消瘀血《药性论》。

卷柏：温（臣）。主女子阴中寒热痛，癥瘕，血闭，绝子。

生地黄：大寒（君）。解诸热，破血，通利月水闭绝不利《药性论》。

干漆：温。治血闭（臣）。主女人经脉不通。

鬼箭：寒。破陈血（使）。通月经，破癥结《日华》。

菴蕳子：微寒（臣）。疗妇人月水不通。

朴消：大寒（君）。破留血闭绝。

此篇乃《金匮要略·妇人杂病篇》，妇人因虚积冷结气，为诸经水断绝证，中焦属热者治法也。夫感受之初，寒与气固不相侔，其传变亦自有异，及传变既定，则证虽有寒热之异，而其因遂不显寒热之殊，然究其归，犹大率寒少热多。故中病有寒有热，而上下病则不甚见属寒者，盖因寒为病，仍见寒征，是为轻浅，可以应治速愈，不得为沉痼至有历年矣。下病之治见前《崩中篇》，上病之治见前《上气咳逆篇》，中病属寒之治见前《腹胀心腹冷痛》等篇。此何以的知其为中病属热者，为篇中所列皆气平、气寒故耳。中病属热证不可以或结热中，痛在关元，脉数无创，肌若鱼鳞数言。印证所列如许药味也，则仍当求诸《金匮要略》，以本篇与《金匮要略》相较，则有下瘀血汤、抵当汤，全方于大黄蟅虫丸，仅少黄芩、甘草、芍药、杏仁；于土瓜根散，少桂枝、芍药；于鳖甲煎丸，亦几得其半。大黄蟅虫丸证，肌肤甲错，与肌若鱼鳞又正合，除诸方所用外，仅余少半且有各物专治，及情性可凭，则其通月闭，又何难晓焉。第月闭何以不为上下病而属中，则《素问·阴阳别论》曰：二阳之病发心脾，有不得隐曲，女子不月。《评热病论》曰：月事不来者，胞脉闭。胞脉者，属心而络胞中，气上迫肺，心气不得下通，故月事不来。是其病为在中而不可属诸上下矣。虽然理难常执，事变无端，月闭非特因上因下无不有，即因于寒者亦甚多，要在就证论治可矣。

无子

【紫石英】〔温〕。女子风寒在子宫，绝孕，十年无子。

【石钟乳】〔温〕。令人有子。

【阳起石】〔微温〕。寒热，腹痛，无子。

【紫葳】〔微寒〕。

【桑螵蛸】〔平〕。益精，生子。

艾叶：微温。使人有子。

秦皮：微寒、大寒。有子。

【卷柏】〔温〕平微寒。主血闭绝子。

《蜀本》

列当：温。主男子五劳，七伤，补腰肾，令人有子。

《药对》

覆盆子：平（臣）。女子食之有子。

白胶：温（君）。妇人血闭无子。

白薇：大寒（臣）。

子，孳也，滋生蕃衍也。不滋生者，能使之滋生乎？夫亦如漆园之论牧，去其害马者而已，乃篇中所载，非特去害，此又何说？《易·大传》曰：天地氤氲，万物化醇，男女媾精，万物化生。解者氤氲谓交密之状，醇厚而凝也，言气化者也，化生形化者也。夫不交至则不相结，犹不交密则不相凝，特气以化而释，形以化而结。欲气之化须阳，欲形之化须火。故篇中之物，温柔坚韧，大抵欲其静生动，阴含阳，较之男子《阴痿篇》大同小异。在彼则希其挺拔直遂，在此则求其卷舒得宜，如是而已。然观天地生物，饶有实理，卒不容强，其几微敏妙，莫可名状，如生物之功恃雨，而所以致雨者不一，垂雨而中辍者亦不一。风急而雨，风息则止，无风而蒸雨，风生则止，风违时而雨，风转则止，俄顷之际，倏雨倏晴。次亦恃日，物生而无日煦则柔萎，不花不实，日常朗而乏雨露，则枯槁殭瘠，雨后日烈，又螟螣[1]丛生，是节候之或晴或雨，物生之荣瘁判焉。在物则不期然而然也，况水生者恶日，陆生者恶水固矣。然荷芡之属，没顶即毙；蒲柳之质，逢潦益茂。是特气有至、不至，遇、不遇，且坚脆或殊，厚薄互异，寿夭成败寓乎其间。体天道而尽人为，惟当之者勿强希，治之者勿邀功，无子者鉴兹可矣。

安　胎

【紫葳】〔微寒〕。养胎。

【白胶】〔平〕温。安胎。

【桑上寄生】〔平〕。安胎。

鲤鱼：寒。怀妊人胎不安。

【乌雌鸡】〔温〕。安胎。

葱白：平。安胎。

【阿胶】〔平〕微温。安胎。

《唐本》

生地黄：大寒。伤身，胎动下血，胎不落。

《蜀本》

猪苓：平。按《药性论》云：主肿胀满，腹急痛。当是水无阴不化而侵胎元者。

《药对》

艾叶：微温。安胎，止腹痛。

仲景于《妊娠篇》列桂枝茯苓丸、胶艾汤、当归芍药散、

---

① 螟螣（míng tè 明特）：两种食苗的害虫。

干姜半夏人参丸、当归贝母苦参丸、葵子茯苓散、当归散、白术散，刺泻劳宫关元法，于产前可谓详悉周至矣。乃于本篇药物仅用三味阿胶、生地黄、艾叶，余则阙如，此有遗漏欤？抑仲景所见尚有未及欤？何相左也？不知两书立意自是殊途，仲景篇目是《治妇人妊娠病》，本书篇目是《安胎》。妊娠之病亦系六淫外加附子汤治寒，当归芍药散、葵子茯苓散治水，当归贝母苦参丸治湿，白术散、当归散治火七情内蕴，舍此而外，则实者有旧病不除，以妒害新结之生气，有新去过多，以陷溺才凝之元气，则桂枝茯苓丸、胶艾汤之用矣。且仲景书专治六淫，故于不得依寻常论者，特剔出治法，本篇乃据情立治，故不及兼病所应用，体各有当，意自异而旨实同。若胎则固以氤氲交密凝者，还当以氤氲交密长养之。故篇中诸物之义，终不过组织元气。俾其稠密，此之为安，惟虚不任胎而应补，则两途所公共，此胶、艾、地黄所以不能分彼此也。以是见本篇是胶粘帖著以固胎，仲景是防牖检隙以护胎。

然服汤中病即止，丸散则久服、常服，乃仲景书除附子汤失传外，惟胶艾汤是汤剂，余皆丸散，岂怀妊者补剂只宜暂服，搜剔反当常用欤？夫胎元始结，质稚而吸引不多，月事既停，则气有余为火，血有余为水，盘旋环绕与胎气为难，及其质巨引多，则彼既化水火者，不能仍复气血以喂胎，亦惟不羁于内以为患，故仲景方中术、茯苓、泽泻、黄芩、牡蛎、蜀椒等，少与渐与，以消摩之。倘有阙漏，则宜即速补苴，防其水行舟动，岂得更自迟缓，此补剂宜急，搜剔宜缓之谓，非暂与常之谓也。况虚甚则气血本不能凝，既能凝则虚必不甚，以故胎前无渗漏，原无补法，惟有余气血化为水火，以诪张为幻[①]，则仅有免者，此篇三物用补之外，亦惟推极其理，以备急需，所以多用血肉之品欤！

堕 胎

【雄黄】〔平寒〕大温。

【雌黄】〔平〕大寒。

【水银】〔寒〕。

【粉锡】〔寒〕。

【朴消】〔寒〕大寒。

飞生虫：平。

【溲疏】〔寒〕微寒。

【大戟】〔寒〕大寒。

【巴豆】〔温〕生温熟寒。

【野葛】〔温〕。

【牛黄】〔平〕。

【藜芦】〔寒〕微寒。

【牡丹】〔寒〕微寒。

【牛膝】〔平〕。

桂心：大热。

【皂荚】〔温〕。

【闾茹】〔寒〕微寒。

【踯躅】〔温〕。

【鬼箭】〔寒〕。

---

① 诪（zhōu 周）张为幻：欺诳诈惑。

【槐子】〔寒〕。

【薏苡】〔微寒〕。

【瞿麦】〔寒〕。

【附子】〔温〕大热。

【天雄】〔温〕大温。

【乌头】〔温〕大热。

乌喙：微温。

【侧子】〔大热〕。

【蜈蚣】〔温〕。

【地胆】〔寒〕。

【斑蝥】〔寒〕。

芫青：微温。

亭长：微温。

【水蛭】〔平〕微寒。

【虻虫】〔微寒〕。

【蟅虫】〔寒〕。

【蝼蛄】〔寒〕。

【蛴螬】〔微温〕微寒。

【猬皮】〔平〕。

【蜥蜴】〔寒〕。

【蛇脱】〔平〕。

爪：寒。

【芒消】大寒。

《药对》

档根：大热（使）。

莔草①：温（使）。

牵牛子：寒（使）。

《证类》

半夏：生微寒，熟温。

虎掌：温、微寒。

鬼臼。

代赭。

蚱蝉。

麝香：温。

桃仁：平。

荛花：寒、微寒。

狼牙：寒。

生鼠：微温。

或谓堕胎岂医者事，何为摘其药品详列于篇？予则谓堕胎固非医者事，然俾知其物能堕胎，纵使当用而不用，曷尝非医者事耶！或又谓有必不能不堕之胎，堕之以全形迹，胡为非医者事？予则谓凡若此者，自有专门名家，何必医者，或于万不得已之病，母子势难两全者，知其病必须某药治，然性能堕胎，不得已冒禁而用之，纵使胎元伤而母获安，庶几其一端矣。特如篇中所列牡丹、牛膝、槐子、薏苡等。寻常施用之物，人所不经意者，尤宜念之不置，斯则可谓善读是书者矣。

难　产

【槐子】〔寒〕。堕胎。

---

① 莔（wǎng 网）草：莽草。

桂心：大热。能堕胎。

【滑石】〔寒〕大寒。女子乳难。

【贝母】〔平〕微寒。主乳难。

【蒺藜】〔平〕微寒。催生，堕胎。

【皂荚】〔温〕。妇人胞不落。

【酸浆】〔平〕寒。产难，吞其实立产。

【蚱蝉】〔寒〕。妇人乳难，胞衣不出，堕胎。

【蝼蛄】〔寒〕。主产难。

【鸓①鼠】〔微温〕。主堕胎，令易产。

生鼠肝：平。牡鼠尾，主妇人堕胎易出按：肝自系尾之误。

乌雄鸡冠血：温。主乳难。

弓弩弦：平。主难产胞衣不出。以缚腰上，并烧弩牙淬酒服隐居。

马衔：平。主难产，临产时令产妇手持之。

【败酱】〔平〕微寒。主催生，落胞《日华》。

【榆皮】〔平〕。

【蛇蜕】〔平〕。催生《日华》。

《药对》

麻油：微寒。治产难，胞不出（君）。

泽泻：寒。治胞衣不出（君）。叶，主产难。

牛膝：平。落死胎《日华》。

陈姜：大热。

猪脂酒：各随多少服。主产难，衣不出。胞衣不出，腹满则杀人，但多服脂佳《肘后》。

---

① 鸓（léi 雷）：又名夷由，鼯鼠的别称。俗称大飞鼠。

《证类》

飞生虫：平。令人易产，取其角，临时执之。

兔头：平。头骨和毛髓烧为丸，催生落胞《日华》。

海马：寒。主妇人难产，带之于身神验。

伏龙肝：催生，下胞。

冬葵子：疗妇人乳难、内闭。

凡药能堕胎，类可治难产，今析为二篇，篇中同者得三之一，不既复欤？夫堕胎者，其物峻烈，足以摇动胎元。治难产者，胎本应动，缘机关窒强，反不能动，故择气味较醇，不甚剥害生气者，为拨动机关之用。曰堕胎，是胎固未应下，因药物气味逆触而下，名为拘折生气；曰难产，是胎应下不下，因药物性情顺导而下，名为歆动生气。知此，则非特本篇药物灵敏活泼，晔然呈显，即《堕胎篇》药物为避忌而列，不为备用而列，尤可识矣。谚有之瓜熟者蒂落，夫瓜与蒂，其相击相藉不一端，略言之，则瓜恃蒂吮精液以供生长。然惟其蔓不跨田塍，乃能一意输将，别无歧故，若蔓跨田塍，田塍燥则蔓焦枯，而蒂反引瓜中精液以救蔓，田塍湿则蔓浥烂，而蒂遂无以通抽吮。合于人之所以难产者，母子皆有故矣。抑观于植物之布种，则种需自翻身，萌芽乃生，更观于动物之抱鷇①，则鷇已具，必自裂卵，衣乃出。再合于人之生，所以难产者，半在子不能自转。试以此意核之篇中诸物，在母亦有气张而血不泽者，有血行而气不顺者；在子则有养薄而转侧不灵者，有转侧灵而体过丰者。其治盖咸备焉，乃复不专滞于性情气味，全从机势以为斡旋，其理微矣。

---

① 鷇（kòu 扣）：雀子和鸡雏。

卷之八

产后病

【干地黄】〔寒〕。生地黄。主产后血上薄心闷绝。

【秦椒】〔温〕生温、熟寒。主产后余疾，腹痛，出汗，利五脏。

【败酱】〔平〕微寒。主产后腹痛。

【泽兰】〔微温〕。主乳妇内衄，产后金创。

【地榆】〔微寒〕。妇人乳痓痛及产后内塞。

【大豆】〔平〕。

《药对》

大豆紫汤：温。治产后中风，恶血不尽，痛。

羖[1]羊角：微寒。烧灰，酒服。主产后烦闷（臣）。主妇人产后余痛。

羚羊角：微寒。主产后血闷（臣）。烧服之《药性论》。

鹿角散：温。主堕娠血不尽（臣）。女子胞中血不尽欲死，清酒和服《食疗》。

小豆散：平。主产后血不尽，烦闷（臣）。产后不能食，烦满《千金》。

三岁陈枣核：平。烧灰治产后腹痛（使）。

《证类》

芍药：主女人一切病，产前后诸疾《日华》。

① 羖（gǔ 谷）：指黑色的公羊。

当归。

红蓝花：主产后血运，口噤，腹内恶血不尽，绞痛。

豉：寒。

产后何病不可有，顾以区区者概之？愚谓产后病，凡可不必问其产后与否，直得见病治病者，可毋求诸此也，则产后之病，不既少欤！详检篇中非治关于血及痛者不载，亦可知其故矣。然血有既虚仍行，应行遽止之殊，痛有瘀恶未尽，去多内空之别。又确是因于产乳，并无涉于崩漏，是其条分缕析，跬步易形，仍有不可混不可滥，而当参他病以求其同。核本篇以抉其异，施诸此则可，用诸彼则不可者，所宜谛审焉。善夫！仲景之论妇人有三病，病痓、病郁冒、病大便难。以新产血虚，多汗出，喜中风，故令痓。亡血，复汗，寒多，故令郁冒。亡津液，胃燥，故令大便难。而其所用小柴胡、大承气汤，不外治伤寒方，当归生姜羊肉汤不外治寒疝方，白头翁汤不外治下利方。于此以求其同，则痓之治在桂枝加瓜蒌根汤、葛根汤可见矣。治利用白头翁汤，必加甘草、阿胶。中虚烦乱，呕逆，不用栀子豉汤、橘皮竹茹汤而用竹皮大丸。中风，发热，面赤，喘而头痛，不用麻黄汤而用竹叶汤。腹痛，烦满，不得卧，不用小承气汤而用枳实芍药散，于此以求其异，则本篇不尽列仲景所用之药又可见矣。曰产后血上薄心闷绝，曰产后余疾腹痛出汗，曰产后金创，曰产后内塞内衄，曰产后血运口噤，幸各检其非产后有是证否？非产后而有是证，其治相同否？倘不相同，则更求其同病异治之故，慎勿草草置之。

下乳汁

【石钟乳】〔温〕。下乳汁。

【漏芦】〔寒〕大寒。下乳汁。

【蛴螬】〔微温〕微寒。产后中寒，下乳汁。

【瓜蒌】〔寒〕。子，下乳汁《食疗》。

【土瓜根】〔寒〕。下乳汁。

狗四足：平。四脚蹄，煮饮之。下乳汁。

猪四足：小寒。下乳汁。

《药对》

葵子：寒。主奶肿，能下乳汁《药性论》。

猪胰：平（臣）。

《证类》

木通：平。下乳《日华》。

凡值有病而乳汁不下者，治去其病，乳汁自下。有不下者，检此中相当物，服之自下。其有别无病患而乳汁不下者，即检此中相当物服之可也。何谓相当？盖人身气血流行无倦，全恃阴阳不相偏着，偏着即令气机停滞，血脉壅瘀，譬于小便不行，有由阳不化者，有由阴不化者，即本篇蛴螬之主产后中寒下乳汁，葵子之主奶肿下乳汁。可见循此理以推其余，则钟乳与瓜蒌对乳温、楼寒，皆象形也，狗四足与猪四足对狗温[①]、猪寒，均会意也，猪胰与土瓜根对猪胰滑中涩，土瓜根涩中滑，漏芦与木通对芦黑，通白。谓之通窍，则虽皆能通窍而实不着意其通窍，谓之利水而实不着意其利水，绝非行血而有行血之旨存乎其间，略不导气而有导气之效着乎其后。巢氏曰：妇人既产，则水血俱下，津液暴竭，经血不足，故无乳汁。其经血盛者，虽水血俱下，而

---

① 温：原缺，据反经堂本补。

津液自有余，故乳汁多而溢出，皆非此篇之物所能治也。其有津液非不足而不溢者，方与此篇之治相当。

中　蛊

【桔梗】〔微温〕。下蛊毒。

【鬼臼】〔温〕微温。杀蛊毒。

【马目毒公】〔温〕微温。掌氏说见《鬼疰》。

【犀角】〔寒〕微寒。主百毒，蛊疰。

【斑蝥】〔寒〕。主寒热，鬼疰，蛊毒。

芫青：微温。主蛊毒，风疰，鬼疰。

亭长：微温。主蛊毒，鬼破，淋结，积聚。

射罔：大热。

鬼督邮：平。赤箭一名鬼督邮，主杀鬼精物，蛊毒，恶气。

白蘘荷：微温。主中恶及疟。

败鼓皮：平。主中蛊毒。

【蓝实】〔寒〕。杀蛊，蚑①疰，螫毒。

《药对》

赭魁：平（使）。

徐长卿：温（使）。主鬼物，百精，蛊毒。

羖羊角：微寒（臣）。疗蛊毒。

野葛：温（使）。杀鬼疰，蛊毒。

羖羊皮：平（使）。

獭肝：平（使）。主鬼疰，蛊毒。

露蜂房：平（使）。主鬼精，蛊毒。

---

① 蚑（qí 其）：指一种小虫。

雄黄：平（君）。杀蛊毒《药性论》。

槲树皮：平。水煎脓汁除蛊。

世类以《病源》所云，蛊是变惑之气。人有故造作之，多取虫蛇之类，器皿盛贮，任其相啖杀，剩有一物独在者，即谓之蛊，便能变惑，随逐酒食，为人祸患。于他则蛊主吉利，所以不羁之徒畜事之，为中蛊所由。按庶氏读如煮掌除毒蛊，以攻说[①]禬[②]之，嘉草[③]攻之，凡殴蛊则令之比之。剪氏掌除蠹物，以攻禜[④]攻之，以莽草熏之。凡庶蛊之事，皆载于周官，夏殷之时宁已有是，周公顾设官以司之。况蛊毒之物迭见《本经》，《本经》固出于汉，然非三代以来口授耶！不知古固有以惑乱人为蛊者，如令尹子元欲蛊文夫人左庄二十八年，骊姬惑蛊君而诬国人《国语·晋语》，皆见于春秋时，或周公时已有，未可知也。盖维邃古隆平，贵贱由乎德，贫富由乎位，其等类均者，本无甚轩轾[⑤]之弊。而政治公允，无畸轻畸重，致民相仇，有亦任人报之而司之官，以平曲直，必畜藏毒以害人利己殆少。惟男女相悦，盖有不减，后世者任情造作，变惑人心，求遂已欲，子元振万，骊姬妖媚，足以蛊人而绝无与于畜毒虫、聚蛇蝎。其蛇蝎之贻毒害人，则不由人为而人偶中之，当时为病，久后致毙。圣人知其然，预设官司专攻其事以救民。故《本经》药物主治曰主疗蛊毒、杀蛊毒，绝无被人行蛊之词。

---

① 攻说：古祭名。大祝六祈，五曰攻，六曰说。谓击鼓声讨毒蛊之罪而除之。

② 禬（guì 贵）：古代为消灾除病而举行的祭祀。

③ 嘉草：蘘荷的别名。

④ 禜（yíng 营）：古代一种祈求神灵消除灾祸的祭祀。

⑤ 轩轾（zhì 至）：车前高后低叫轩，前低后高叫轾。引申为高低、轻重、优劣。

本篇提纲曰《中蛊》，亦可见系人自中，非人贼害之也。《史记·秦本纪》德公二年初伏以狗御蛊，张守节曰：蛊者，热毒、恶气为害伤人，故磔[1]狗以御之。磔，禳[2]也。狗，阳畜也。以狗张磔于郭四门，禳却热毒，则又为气而非蛊。《封禅书》磔狗邑四门以御蛊灾。司马贞引乐彦云：《左传》皿蛊为蛊，枭磔之鬼亦为蛊。故《月令》云：大傩[3]旁磔。注云：磔，攘也。厉鬼亦为蛊，将出害人，旁磔于四方之门，故此亦磔狗邑四门也。则亦为气而非虫，或者气中于人即能生蛊，亦未可知。其法虽与周官不同，然其间犹颇寓圣人微意，然则何者为中蛊之状？孙真人曰：蛊毒千品，种种不同，或下鲜血，或好卧暗室，不欲光明，或心性反常，乍嗔乍喜，或四肢沉重，百节酸疼。又曰：凡中蛊毒，令人心腹绞切痛，如有物啮，或吐下血，皆如烂肉。若不治，蚀人五脏致死。又曰：凡人患积年时，复大便黑如漆，或坚或薄，或微赤者，皆蛊也。然当其时则已有人行蛊者矣，故有服药知蛊主姓名等语，大抵始由天造，继则人为，万事皆然，非特此也。虽然食虫之精液，仅生瘘于项腋，浮于脉而不去，其究不过溃烂，得虫之化源，仅生虫于咽肛，着其处而不去，充类不过声嗄[4]咽干。蛊果得虫，何物乃能生虫，至食人腑脏，移人心志耶！据庶氏贾疏攻说禬之，去其神也；嘉草攻之，去其身也，则不特成虫之形躯，且具虫之灵幻矣。夫皿虫为蛊，谷之飞亦为蛊左昭元年文，兹二语者，一譬之于禾黍生虫。夫食苗心者止食心，食节者止食节，食叶

---

① 磔（zhé 哲）：古代分裂牲体以祭神。

② 禳（ráng 瓤）：祈祷以消除灾殃。

③ 傩（nuó 挪）：古代腊月驱逐疫鬼的仪式。

④ 嗄（shà 夏）：嗓音嘶哑。

者止食叶，食根者止食根，此之谓皿虫为蛊，缘其物之所病，更感天地之气相构而生。故于物食物，非其物则气不偶，而不能害物，不为伤矣。一譬之于凡物之化虫，夫淫溺惑志，具逢罅夤①缘，奋迅摩捋，而垂其腴以诱人，搧其翼以惑人者，此其机已全虫之能事，而常思效虫之钻研。复感天地生虫之气，致遂生虫，此虫之伎俩，益灵幻怪惑，无所不为矣。此之谓谷之飞亦为虫，言本无所谓虫，而自愿化虫以遂其欲也。不然《大祝》六，祈攻说居二，非其人自有所感召，胡为临之以神，攻其人之慝，而说其人使迁善改过耶！《大祝》注攻说，祭名，以辞责之是也。

惟篇中所列诸物，恐不足当嘉草之誉，此则所当析者。夫事贵适情，论须切用，故概而言之，则物无良劣，当病者嘉；分而言之，则兼伤正气为毒，唯蚀邪气为嘉。试思攻蠹之莽草，杀蛙之牡鞠，以无关于人，不伤夫元气，故不品以嘉毒而特出其名。若疡医辅刮杀之五毒，庶氏辅攻说之嘉草，皆指其类而不出其名，良亦以既当。创肉破骨，其邪乃出，又何能不伤及元气，则虽欲避毒而有所不能。若病在腑脏，腑脏既为邪累，焉能更耐毒攻，则虽欲用毒而有所不可。此治道不得不通乎医，而医道之不可违乎治道，亦易见矣。《药对》主疗掌氏补。

出 汗

麻黄：温（臣）。主中风，伤寒，头痛，温疟。发表出汗。

杏仁：温（臣）。发汗，主温病。治心下急满痛，除心腹烦闷，疗邪气《药性论》。

---

① 夤（yín 银）缘：攀缘上升，喻拉拢关系，向上巴结。

枣叶：平（君）。覆麻黄能令出汗。

葱白：平（臣）。主伤寒寒热，出汗，中风，面目肿。

石膏：大寒（臣）。主时气头痛，身热，三焦大热，皮肤热，肠胃中膈气。解肌发汗。

贝母：微寒（臣）。止烦热，渴，出汗。

山茱萸：平（臣）。温中，下气，出汗。

葛根：平（臣）。疗伤寒，中风，头痛。解肌，发表，出汗，开腠理。

桂心：温、大热。主头痛，腰痛。出汗，止烦。

干姜：温、大热。出汗，逐风湿痹。

附子：温、大热。主风寒，咳逆，邪气。

生姜：微温。主伤寒，头痛，鼻塞，咳逆，上气。

薄荷：温。饮汁出汗，大解劳乏。

蜀椒：温、大热。主伤寒，温疟，大风，汗不出，心腹留饮，宿食。

豉：寒。主时疾，热病。发汗。

世类以驱除风寒之物为出汗之剂而服之，顾汗不出，则以未深求夫寒所由招，风所由入故耳。今读是篇，人于麻黄、葛根、葱白、生姜、薄荷、豆豉六物外，类不知其能出汗之故，不敢施用。而孰知寒因虚集，风为热留，气机不遂，虽欲出而莫由，尽去风寒，汗终不出。盖汗虽出于肌肤，化实钟于心液，心气扰而不定，心阴馁而不继，心阳痿而不振，心血虚而不给，则不足鼓化汗之源。气机逆而不顺经，脉涩而不利，肌肉痹而不宣，肤腠阖而不开，则不足通出汗之路。是岂驱风、驱寒所能为力，顾可独恃以出汗耶！徐氏集《本经》《别录》所曾言，体会曲鬯旁通所当道，摘其精粹，示以端倪，而诏人遵循，以补陶氏之未及，其亦深具苦衷已。予每见区区外感，医甚忽之而不顾其内，徒会驱除风寒者，攻之外感不解，汗亦不出，然后更推里证之所见为疏析之，汗忽自出甚，有服驱除风寒剂多者，当时毫无灾咎，及拨动其机，反至汗多亡阳，徐氏之续是篇也，倘亦有见于此夫！

止汗

干姜：大热（臣）。

柏实：平（君）。益血，止汗。

麻黄根：并故扇末（臣）。杵末扑之《药性论》。

白术：温（君）。止汗，除热。

粢[①]粉：杂豆豉熬末。

半夏：生微寒，熟温（使）。止汗。

牡蛎：微寒。杂杜仲，平，水服。

枳实：寒、微寒。

松萝：平。主瞋怒，邪气。止虚汗，头风。

如前所言，则止汗者在宁其化源，涩其道路，不在防其肌腠矣。而十二物之间，外扑者四麻黄根、故扇、粢粉、豆豉，三停仍居其一，何耶？夫四物者，固亦宁化源涩道路者也，苟会其意境，观其形似，揣其致用，则有执之而燠消故扇，窥之而中阻麻黄根，蒸盦之而性转凉豆豉，磨砻[②]之而粗变黏者粢粉，固得调防其肌腠者乎！《阴阳应象大论》曰：阳之汗，以天地之雨名之；阳之气，以天地之疾风名之。致雨以风，止雨亦以风，气

---

① 粢（zī 资）：谷子，子实去壳后为小米。

② 砻（lóng 龙）：用砻磨稻谷去壳。

之与汗犹是矣。是故守其在中之阳，不使随驱而外漏干姜；堵其必经之道，不使由内以出外半夏；随所在而消弭之术能运肌肉中津液；据其源而分布之柏实能致血液于肺。其尤妙者，藏津液于绵密坚固之中杜仲，清阳气于泛溢流离之际牡蛎，益足使动者宁亡者归，化裁之神极矣。粗工妄为当敛，黄芪摄卫，五味收津，较之于是，果何如耶？然必更核之于仲景，始为直探其源，如四逆汤、通脉四逆汤之止汗，犹是篇之意也；桂枝加附子汤则进于是矣；白虎汤、葛根黄连黄芩汤、桂枝加葛根汤、麻黄杏仁甘草石膏汤亦治汗出，则可谓识神骏于牝牡骊黄之外矣。

惊悸心气

络石：微寒。主大惊入腹（君）。

人参：微温（君）。安精神，定魂魄，止惊悸。

茯苓：平（君）。主忧恚，惊邪，恐悸，心下结痛。

柏实：平（君）。主小儿惊痫。

沙参：微寒（臣）。主血积，惊气。

龙胆：大寒。主惊伤五内（君）。益肝胆气，止惊惕。

羖羊角：微寒（臣）。止惊悸。

桔梗：微温（臣）。主腹满，肠鸣幽幽，惊恐悸气。

小草：温（君）。

远志：温（君）。定心气，止惊悸。

银屑：温（君）。安心神，止惊悸。

紫石英：温（君）。补心气不足，定惊悸。

本篇所载药味与惊邪同，所不同者两物耳。其别出此篇以证惊邪所该者广，凡此与癫痫等，皆其支流也。虽然《惊邪篇》能该惊不能该悸，惊与悸皆缘心气，而悸不皆兼惊，则徐氏之补是正可剖陶氏之浑成，而使眉目昭晰矣。太阳伤寒，加温针则惊；少阳不可吐下，吐下则悸而惊；风温被火，剧则如惊痫，时瘛疭；伤寒二三日，心中悸而烦；伤寒，脉结代，心动悸；太阳病，小便利者，以饮水多，必心下悸。皆惊悸也。皆不得为惊悸心气，惊悸心气奈何？则尽在篇中，曰精神不安，魂魄不定，曰忧恚恐悸，心下结痛，曰血积，曰肠鸣幽幽，咸是矣。心气因何而发惊悸？则《金匮真言论》曰：肝病发惊骇。《阴阳别论》曰：二阳一阴发病，主惊骇，背痛，善噫，善欠，名曰风厥。《气交变大论》曰岁水大过六丙岁也，寒气流行，民病身热，烦心，躁，悸。《五常政大论》曰：委和之纪六丁岁不及之化，其发惊骇。敦阜之纪六甲年太过之化，其变惊震。《六元政纪大论》曰：寅甲之纪，甲寅、甲申，其变震惊飘骤。《至真要大论》曰：少阳之胜，善惊，谵妄。详此，是惊者火之偏盛，悸者水之偏盛。水偏盛则火被迫而摇，火偏盛则火披猖而炽。火披猖而炽者，着物辄先却后肆；火被逼而摇者，于内却无时不慄。此惊所以有发有罢，悸则常自跳动，此心气偏阴偏阳之分，即心气发见为病之验也。

心气偏阴偏阳，势隔天渊，决不得同物为治，且不得相提并论。今于十二味，并云止惊悸者居其七，既可治偏阴，必不能复治偏阳，是果何说哉！而不知七者所主之偏，是调阴阳之精，非调其粗。调其粗者，见阴攻阳，见阳攻阴而已；调其精者，必其物本具阴阳相入之机，阴阳既能相入，则彼此自能交化而不相胜矣。但观其于阳中生阴人参，于气中化水茯苓，于水中熄火龙胆，于火中引水桔梗，已可识其大概矣。何况于阴中摄阳远志，于水中含火紫石英者，更显然示人以权度耶！盖必先明乎心气能为惊悸，而后知惊邪，既能明惊邪与心气之惊悸有攸分，而后知为癫为痫之惊，与属心气者殊绝《癫痫篇》与《惊悸心气篇》所列无相同者，此徐氏推研极细之功，虽谓更精于陶氏可也。

肺 痿

人参：微温。治肺痿（君）。消胸中痰，主肺痿，吐脓《药性论》。

天门冬：大寒。治肺痿（君）。疗肺痿，生痈，吐脓《药性论》。

蒺藜子：微寒。治肺痿（臣）。主咳逆，伤肺，肺痿，止烦下气。

茯苓：平（君）。主肺痿，痰结。

白石英：微温（君）。疗肺痿，下气，利小便。

薏苡仁：微寒。主肺。主肺痿，肺气，吐脓血，咳嗽，涕唾，上气《药性论》。

麦门冬：微寒。治肺痿（臣）。治肺痿吐脓《药性论》。

肺痿、肺痈为病，实同而异。《金匮要略》详阐其源，亦始出一致，初无歧，故特为病时搏于虚为痿，搏于实为痈。是以肺痿吐涎沫，肺痈吐脓血，肺痿脉数虚，肺痈脉数实，而其兼证则均有咳，故治法大都仿咳为规模，可以愈咳，即可以已痿与痈也。独是肺痈无不咳者，肺痿则有咳有不咳。观于甘草干姜汤、炙甘草汤、生姜甘草汤、桂枝去芍药加皂荚汤皆不言咳，此篇所列七物与《上气咳嗽篇》无一复者，是徐氏所以补此篇之意欤！

盖热在上焦，因咳为肺痿，其始终虚者，热无所附，惟迫痰涎。亦有虽沦于虚，旋附于实，遂自痿而痈者，想不能无故。

本篇谓天门冬疗肺痿生痈吐脓，而人参、薏苡仁、麦门冬均有吐脓字样系于下，可见两证者虽源同而派异。然亦可互相出入，中异而终同，其一定不移处，在与咳画界限，不在与痈分彼此。此麦门冬汤既有此篇药两味，即但主上气而不见咳字，以肺痿、肺痈之咳者，原有《上气咳嗽篇》药可寻用也。肺痿、肺痈既系互相连属，肺痿之不咳者，已有是篇之药为准，其咳者，又有《上气咳嗽篇》之药为规，肺痈独可无治乎！肺痈之治，咳甚者，亦规《上气咳嗽篇》。夫固言之矣，而有停饮为脓源者，尽可逐饮，有脓盛致气阻者，自当蚀脓。苟如脓饮已蠲，元气难复，病患向愈，生阳不振，则又有《痈疽篇》之药为归著。若之何其无治则耶！

《素问·痿论》历数五脏皆有痿，自《金匮要略》以下，论证者止及肺痿而不及余痿，论治者亦止及肺痿而不及余痿，岂脉痿、筋痿、肉痿、骨痿咸无足论耶！抑诸痿者皆不可治也。夫《痿论》固言之矣，曰：五脏因肺热叶焦，发为痿躄。是论痿之源，皆由于肺也。曰：治痿独取阳明。是论痿之治，皆可责诸胃也。盖痿者，软罢难振之候，其始不过吐涎沫，身形疲弱耳，既而胫纵不任地焉，筋急而挛焉，肌肉不仁焉，腰脊不举焉，都在痿之分内。不如此不足以绘痿之传，不如此不足以穷痿之变，不如此不足为痿之败。故在肺之痿时原可治，至脉痿、筋痿、肉痿，乃渐不可治，至骨痿遂系必败之候。纵有治法，亦当推寻其源，仍从肺痿立则，故治痿者得独阳明。论其所以然，则如《痿论》所言，其关系在经脉间；论其所当然，则胃固为肺之母矣。然则诸痿之治，概可质诸是篇欤？夫欲塞其流者，必推其源；欲溯其本者，须循其末。治宗肺痿，固其大本大源所在，第胫纵不任地，筋急而挛，肌肉不仁，腰脊不举，岂遂可任之乎！是又当于《本经》逐味究之。

下 气

麻黄：温（臣）。

杏仁：温（臣）。主雷鸣，喉痹，下气。

厚朴：温（臣）。消痰，下气。

橘皮：温（臣）。下气，止呕咳。

半夏：生微寒，熟温（使）。伤寒寒热，心下坚，下气。

白前：微温（臣）。主一切气《药性论》。

生姜：微温（臣）。主痰水，气满，下气。

前胡：微寒（臣）。去痰实，下气。

李树根白皮：大寒（使）。下气，主热毒，烦躁。

苏子：温（臣）。主下气，除寒中。

石硫黄：大热（臣）。能下气，治脚弱，腰肾久冷《药性论》。

白茅根：寒（臣）。

蒺藜子：微寒（臣）。止烦，下气。

上气者，病之情形；下气者，药之功效。故治上气病，必以下气之药，此《下气篇》列药十三，所以复于《上气篇》者七也。然在《上气篇》不有此复，则无以知上气与咳嗽犹有分科；在《下气篇》若尽皆复，则无以知下气之药不必尽治上气。故夫因痰厚朴、前胡、因热李根白皮、茅根、蒺藜、因寒石硫黄当从下气而愈者，均可以是而识，由是而推矣。虽然病变万殊，治遵一辙。即全编而言，凡大腹水肿、呕吐、腹胀、肺痿，皆可因上气而生咳逆。痰饮皆本与上气为伍，治之者必不可置其上气但治他患，他患遂可除也，则下气之药竟是至要之物。就是篇而言，则中热下寒，痰凝气滞，皆得以下气而除。第只可推实以就虚，使气机得其平，决不可推虚俾就实，则非特实不济虚。且虚已先自受戕而无从救矣，则下气之药，断难独任，而须裁成辅相之得宜。统稽篇中，曰痰、曰呕、曰心下坚、曰水，可以悟性温者之下气，断须执定病气之有形；曰热毒、曰烦躁，又可悟性寒者之下气，断须选择清和之品。如是则下气之物不敢滥投，削人元气矣，下气云乎哉！

蚀脓

茼茹：寒。排脓。

雄黄：平。

桔梗：微温。养血，排脓《日华》。

龙骨：微温。

麝香：温。蚀一切痈创脓《药性论》。

白芷：温。能蚀脓《药性论》。

大黄：大寒。蚀脓《药性论》。

芍药：微寒。能蚀脓《药性论》。

当归：温。

藜芦：寒。

巴豆：温。排脓消肿《日华》。

地榆：微寒。蚀脓《药性论》。

创痈之脓，犹伤寒之汗。汗者，正气伸而邪气解。脓者，新血生而恶血化。邪气本无形，故随解而即散，恶血固有形，故虽化而未去。是以有汗者，不必再汗，一汗亦且忌其多；溃脓者，仍当蚀脓，屡脓方得希其尽，此两者之异同，实亦至理之所在也。徐氏患陶氏于创痈止言上截而遗溃，后恐后人一例认为伤寒表解后，见病治病，内病虽差，脓水壅结，复有攻冲侵薄等事。卒至难期全效，久旷变生，因于膏摩薄帖外，诏示彻内彻外之法，剥蚀净尽之计，庶几腐退新生，血行肌满。恢复之后，毫无阙漏为最要。篇中大半皆在皮肤肌肉血脉上着想，其有顽矿不化，仍不废恶劣劫烁大黄、藜芦、巴豆，及去火去湿雄黄、地榆，固犁庭扫穴。所不容缓者，而于血中导气当归，气中导血桔梗、白芷，成和治之功，腐中引新间茹，新中逐腐麝香，复流动之旧。由是意推广之，盖可信手拈来，头头是道，不推此数物者为可用也，况犹有《金匮要略》排脓散、排脓汤之调燮其内耶！

女人血闭腹痛

黄芪：微温。主妇人子脏风邪气，逐五脏间恶血。

芍药：微寒。主妇人血闭不通《药性论》。

紫参：寒。主妇人血闭不通。

桃仁：平。主瘀血，血闭瘕，邪气。

细辛：温。主血不行。

紫石英：温。主女子风寒在子宫。

干姜：大热。治血闭。

桂心：大热。主破血。

茯苓：平。疗心腹胀痛，妇热淋《药性论》。

血闭矣，月事能仍利乎？苟不利则与月闭复矣。月闭矣，腹能无痛乎？苟腹痛则与血闭腹痛复矣。夫亦因其甚相近绝相似，故特补此，使后人不得于血闭腹痛，未经月候者，浪用治月闭法治之耳。观本篇药物所主，一则曰妇人子脏风邪，再则曰瘀血、血闭瘕、邪气。屡屡曰风寒在子宫，曰心腹胀痛热淋，可见血皆因邪而闭，因闭而痛，既痛而邪未化，与因虚积冷结气，为诸经水断绝，已至结热中而在关元者，迥不侔也。夫然，故《月闭篇》所用药多寒，间有微温，亦皆血肉之品，过而不留之性。无他，恐其助热益燥阴液也。此篇所用药多温，间有微寒，又系破阴布阳芍药，拔邪离血紫参，非他，以逐寒须及早，欲免其成月闭也。试更参其彼此俱用之一味桃仁，能既治新邪，复攻旧积，则本篇为治寒邪阻血，彼篇为治邪血化热，事有先后之殊，为异中之同矣。然彼篇多用克削，本篇多用补益，岂暴病正反虚，久病正反实耶？夫破血之物何限，彼篇不皆采用，偏遍列血肉之物、空灵之品，其披郤导窾之意为何如？而此为之补，偏不补血而补气，是其命意又在？惟欲逐邪，乃暂崇正，非沾沾用补可同日语。是法有常暂之别，为同中之异也，倘无此篇，不令人视血闭皆属热欤！然使仅有此篇，不令人谓月闭亦属寒欤！徐氏之补，意固在是。

女人血气历腰痛

泽兰：微温。治妇人血沥腰痛《药性论》。

当归：温。主妇人沥血腰痛《药性论》。

甘草：平。治妇人血沥腰痛《药性论》。

细辛：温。主血闭，妇人血沥腰痛《药性论》。

柏实：平。治腰肾中冷《药性论》。

牡丹：微寒。主女子经脉不通，血沥腰疼《药性论》。

牡蛎：微寒。

是篇病候，若依《药性论》当作血漏而腰痛解，然《崩中篇》所该之漏甚多，所列之药亦甚多，何无一证数味相同者。若谓是瘀在腰间作痛，则与《瘀血篇》又无一味相同。女人所以异于男子，不外血分之病，乃考之于血分诸证而稽其治，竟毫不可通。若分析核之，则得血闭腹痛之细辛，产后之泽兰、当归，月闭之牡丹，而当归、甘草、牡蛎、牡丹、柏实并连载于《虚劳篇》，其诸在下素虚，血气素滞，以滞历虚，不胜践踏，故为痛欤！血气之滞奈何？盖究泽兰而知血中有水矣，究细辛而知血中有寒矣，究当归、甘草、牡丹、牡蛎而知血中有火矣。血之于人身，如历鹿之不停《方言》“繀[①]车”谓之“辘辘”[②]，《广雅》作“历鹿”，惟在腰间，尤欲存驻，以当听命于肾。肾主五液，血固液之属也，乃布令萎餧，不速受事，倔强多稽，于是遣者、行者互相龃龉推诿而为痛。少项则已，片时复然，此所以与寻常肾虚、风湿痹、瘀血种种腰痛为不同也。是故历，传也《尔雅·释诂》、经也《文选·西京赋》历其弥光薛注、陟也《后汉书·杜笃传》注，行也《广雅·释诂》、过也（《楚词·天问》“河海”“何历”注、逢也《离骚》委厥美而历兹注，谓经过则痛，过已即止也。然是说也，于本篇则合矣，其如与《药性论》不可合何？脑漏，古人谓之历脑，依义而言当曰沥脑。沥可为历《释名·释疾病》，历独不可为沥乎？

女人腹坚胀

芍药：微寒。治心腹坚胀，妇人血闭不通《药性论》。

黄芩：大寒。治热腹中㽲痛，心腹坚胀《药性论》。

茯苓：平。疗心腹胀满，妇人热淋《药性论》。

解是篇者，孰不谓黄芩治热坚胀，茯苓治湿坚胀，芍药治

---

① 繀（suì 岁）：纺车上的收丝器具。

② 辘辘（lì lù 历鹿）：缫丝车。

阴阳相拒坚胀。夫热与湿及阴阳相拒，何以得为坚胀？则曰：湿聚则化热，热盛能生湿，湿热不行则胀。其有素蓄热，更被湿，或先停湿复受热。客主不和洽，彼此不交化，因两不相下，抵拒而为胀。然何以能坚？则曰：始原为胀，久且成坚。芍芩苓三者足治胀已耳。何以并能治坚？则曰：黄芩初生表里俱实，在地久则内腐而中虚。癥瘕但因热而坚胀，正外实中空，以其形似化，其病本坚胀，胡为不已。芍药破阴布阳，阳既入而和阴，阴被和而随化，阴阳互交，坚胀有何不已。至茯苓原吸气以蟠于下，虽在下终受气而不受湿，其利湿可知。正与气之下归，被停湿阻而不能化者相对，以此入室操戈，坚胀自然得已。又不知三种坚胀恃何者为验而有攸分？则曰：热坚胀外必有热，湿坚胀必小便不利，阴阳相拒坚胀必腹痛。然男子亦应有之，何以独标女人？盖女人腹坚胀，鲜不似为血分病。而三种腹坚胀止系常病，实无与于血，恐人错会误攻血分，故特诏人见病治病耳。若男子病，此原列于《腹痛》《大热》《小便淋篇》，则《腹痛篇》之用芍药，《大热篇》之用黄芩，《小便淋篇》之用茯苓，皆可知其有腹坚胀矣。凡读古书者，宜会心焉。

解百药及金石等毒

雄黄、巴豆、麝香、丹沙、干姜，上蛇虺[1]百虫毒。

桑汁及煮桑根汁，上蜈蚣毒。

蓝青、麝香，上蜘蛛毒。

蜂房、蓝青汁，上蜂毒。

杏仁、矾石、韭根、人屎汁，上狗毒。

---

① 虺（huǐ 毁）：一种毒蛇。

犀角、羚羊角、雄黄、麝香，上恶风瘴毒。

升麻、犀角、射干，上喉痹肿，邪气恶毒入腹。

沉香、木香、熏陆香、鸡舌香、麝香、紫檀香，上风肿，毒肿。

甘草、荠苨、大小豆汁、蓝汁、蓝实，上百药毒。

蓝汁、大小豆汁、竹沥、大麻子汁、六畜血、贝齿屑、葍根屑、蚯蚓屎、藕芰汁，上射罔毒。

鸡子清、葛根汁、甘草汁、鸭头热血、猪膏若已死口噤者，以大竹筒盛冷水注两胁及脐上，暖却易之，口须臾开，开则内药，药入口便活矣，用荠苨汁解之，上野葛毒。

猪膏、大豆汁、戎盐、蓝汁、盐汤煮猪膏、巴豆，上斑猫、芫青毒。

杏仁、蓝汁、白蔹、盐汁、木占斯，上狼毒毒。

栀子汁，上踯躅毒。

煮黄连汁、大豆汁、生藿汁、菖蒲屑汁、煮寒水石汁，上巴豆毒。

雄黄、煮葱汁、温汤，上藜芦毒。

防己，上雄黄毒。

大豆汁，上甘遂毒。

葵子汁、桂汁、豉汁、人溺、冷水、土浆、食蒜、鸡毛烧吸烟及水调服，上蜀椒毒。

生姜汁、煮干姜汁，上半夏毒。

大豆汁、白鹅膏，上礜石毒。

防己、防风、甘草、桂汁

上芫花毒。

大豆汁、远志、防风、枣肌、饴糖，上乌头、天雄、附子毒。

荠苨、甘草汁、犀角、蟹汁，上莨菪毒。

清水，上马刀毒。

菖蒲汁，上大戟毒。

白粥，上桔梗毒。

蓝子汁，上杏仁毒。

掘地作坑，以水沃中，搅令浊，俄顷饮之名曰地浆，上诸菌毒。

葵根汁按：防葵《本经》无毒。试用云无毒，今用葵根汁，凡是解狼毒浮者尔。臣禹锡等谨按《蜀本》云：防葵伤火者不可服，令人恍惚。故以解之，上防葵毒。

土浆、人粪汁，上野芋毒。

醇醋，上鸡子毒。

磁石，上铁毒。

生韭汁、韭根烧末、烧猪骨末、头垢、烧犬屎酒、服豉汁亦佳，上食诸肉、马肝、漏脯中毒。

服水银数两即出：鸭血、鸡子汁、水淋鸡屎汁，

煮橘皮、生芦苇根汁、大豆汁、马鞭草汁、烧末鲛鱼皮、大黄汁、煮朴屑汁，上食诸鱼中毒。

生藕汁、煮干蒜汁、冬瓜汁一云生紫苏汁、藕屑及干苏汁，上食蟹中毒。

甘草、贝齿、胡粉，上三种末水和服之，小儿溺乳汁服二升佳，上食诸菜毒。

煮苦参汁饮之令吐出即止，上饮食中毒，心烦满。

白鸭屎汁、人参汁，上服石药中毒。

吞鸡子黄、蓝汁、水和胡粉、地浆、蘘[①]荷汁、粳米粉汁、豉汁、干姜、黄连屑、饴糖、水和葛粉饮，上服药过剂闷乱者。

服药食忌

有术勿食桃李及雀肉、胡荽、大蒜、青鱼鲊等物。

有藜芦勿食狸肉。

有巴豆勿食芦笋羹及野猪肉。

有黄连、桔梗勿食猪肉。

有地黄勿食芜荑。

有半夏、菖蒲勿食饴糖及羊肉。

有细辛勿食生菜。

有甘草勿食菘菜。掌氏曰：《唐本》并《伤寒论》、《《药对》》云：勿食海藻。

有牡丹勿食生胡荽。

有商陆勿食犬肉。

有常山勿食生葱、生菜。

有空青、朱砂勿食生血物。

有茯苓勿食醋物。

有鳖甲勿食苋菜。

有天门冬勿食鲤鱼。

服药不可多食生胡荽及蒜杂生菜。又不可食诸滑物果实等。又不可多食肥猪犬肉、油腻、肥羹、鱼鲙、腥臊等物。

服药通忌见死尸及产妇淹秽事。

---

① 蘘（ráng 瓤）荷：多年生草本植物，根茎圆柱形，叶互生，椭圆状披针形。茎与叶可制纤维，根入药。

药不宜入汤酒者

朱沙熟入汤，雌黄、云母、阳起石入酒，钟乳入酒，银屑、孔公孽入酒，礜石入酒，矾石入酒，石硫黄入酒，铜镜鼻、白垩、胡粉、铅丹、卤咸入酒，石灰入酒，藜灰。上一十七种石类。

野葛、狼毒、毒公、蒴藋入酒，莽草、巴豆、踯躅入酒，鬼臼、皂荚入酒，藿菌、藜芦、蔄茹、贯众入酒，狼牙、芫夷、雷丸、鸢尾、蒺藜入酒，女苑、葈耳、紫葳入酒，薇衔入酒，白及、牡蒙、飞廉、蛇衔、占斯、辛夷、石南入酒，虎掌、楝实、虎杖入酒，单浸，蓄根、羊桃入酒，麻勃、苦瓠、瓜蒂、陟厘、云实、狼跋入酒，槐子入酒，地肤子、青葙子、蛇床子入酒，茺蔚、菥蓂子、王不留行、菟丝子入酒。上四十八种草木类。

蜂子、蜜蜡、白马茎、狗阴、雀卵、鸡子、雄鹊、伏翼、鼠妇、樗鸡、萤火、蠮螉、殭蚕、蜈蚣、蜥蜴、斑猫、芫青、亭长、地胆、虻虫、蜚蠊、蝼蛄、马刀、赭魁、虾蟆、蜗牛、生鼠、生龟、诸鸟兽入酒，虫鱼膏骨髓胆血屎溺。上二十九种虫兽类。

跋

《本经疏证》十二卷，《续疏》六卷，《序疏》八卷，邹君润庵澍撰。予年弱冠喜治岐黄家言，每日夕与润庵会陈家酒垆①，课日间所业，或举今日治某家某症立某方，互证得失以为常。既奔走皖豫燕赵者，垂二十年。道光壬辰重晤于中表赵于冈之约园，予医学茫未有进，而君蔚然为世所宗。君为人治病，必先单家而后巨室，非盛寒暑，未尝乘舆，常疾②夫世之号能名其家者破坏古法，羼③杂私意，故每治人疾必引成方。予在山左时，常以玫瑰花、龙眼肉合成膏，愈吴洛生大令母脘痛。为君所呵，予答言药在中病，古方奚为？君骤闻颇忿甚，立起辞去，予亦即北行，乃未一年而君归道山矣。君殁后五年，戊甲于冈始邮示此书，实能抉昔贤之阃奥④，为后学之津梁⑤。悔从前率尔违牾⑥，悲涕刻责。会江夏童公石塘濂、仁和武公蝶生莅庄见是书而爱之，力请集赀剞劂⑦。以戊申八月开雕，断手己酉三月，校定者袁君坦斋光裕、魏君修遐、裴庄君子久延准、扬君晓亭欣。而始终其事者，童、武两公之力为多。用中得藉手补过，慰私恨于无穷，益滋愧矣。

道光己酉三月汤用中谨跋

---

① 垆（lú 卢）：旧时酒店里安放酒瓮的土台子，亦指酒店。
② 疾：痛恨。
③ 羼（chàn 颤）：搀杂。
④ 阃（kǔn 捆）奥：比喻学问或事理的精微深奥所在。
⑤ 津梁：渡口和桥梁，比喻能起引导、过渡作用的事物或方法。
⑥ 违牾（wǔ 武）：忤逆，不顺从。
⑦ 剞劂（jī jué 机绝）：雕板，刻印。

总 书 目

医 经

内经博议
内经提要
内经精要
医经津渡
素灵微蕴
难经直解
内经评文灵枢
内经评文素问
内经素问校证
灵素节要浅注
素问灵枢类纂约注
清儒《内经》校记五种
勿听子俗解八十一难经
黄帝内经素问详注直讲全集

基础理论

运气商
运气易览
医学寻源
医学阶梯
医学辨正
病机纂要
脏腑性鉴
校注病机赋
内经运气病释
松菊堂医学溯源
脏腑证治图说人镜经
脏腑图说症治合璧

伤寒金匮

伤寒考
伤寒大白
伤寒分经
伤寒正宗
伤寒寻源
伤寒折衷
伤寒经注
伤寒指归
伤寒指掌
伤寒选录
伤寒绪论
伤寒源流
伤寒撮要
伤寒缵论
医宗承启
桑韩笔语
伤寒正医录
伤寒全生集
伤寒论证辨
伤寒论纲目
伤寒论直解

伤寒论类方
伤寒论特解
伤寒论集注（徐赤）
伤寒论集注（熊寿试）
伤寒微旨论
伤寒溯源集
订正医圣全集
伤寒启蒙集稿
伤寒尚论辨似
伤寒兼证析义
张卿子伤寒论
金匮要略正义
金匮要略直解
高注金匮要略
伤寒论大方图解
伤寒论辨证广注
伤寒活人指掌图
张仲景金匮要略
伤寒六书纂要辨疑
伤寒六经辨证治法
伤寒类书活人总括
张仲景伤寒原文点精
伤寒活人指掌补注辨疑

诊　法

脉微
玉函经
外诊法
舌鉴辨正
医学辑要
脉义简摩
脉诀汇辨
脉学辑要
脉经直指
脉理正义
脉理存真
脉理宗经
脉镜须知
察病指南
崔真人脉诀
四诊脉鉴大全
删注脉诀规正
图注脉诀辨真
脉诀刊误集解
重订诊家直诀
人元脉影归指图说
脉诀指掌病式图说
脉学注释汇参证治

针灸推拿

针灸节要
针灸全生
针灸逢源
备急灸法
神灸经纶
传悟灵济录
小儿推拿广意
小儿推拿秘诀
太乙神针心法
杨敬斋针灸全书

本　　草

药征
药鉴
药镜
本草汇
本草便
法古录
食品集
上医本草
山居本草
长沙药解
本经经释
本经疏证
本草分经
本草正义
本草汇笺
本草汇纂
本草发明
本草发挥
本草约言
本草求原
本草明览
本草详节
本草洞诠
本草真诠
本草通玄
本草集要
本草辑要
本草纂要
药性提要
药征续编
药性纂要
药品化义
药理近考
食物本草
食鉴本草
炮炙全书
分类草药性
本经序疏要
本经续疏
本草经解要
青囊药性赋
分部本草妙用
本草二十四品
本草经疏辑要
本草乘雅半偈
生草药性备要
芷园臆草题药
类经证治本草
神农本草经赞
神农本经会通
神农本经校注
药性分类主治
艺林汇考饮食篇
本草纲目易知录
汤液本草经雅正
新刊药性要略大全
淑景堂改订注释寒热温平药性赋
用药珍珠囊　珍珠囊补遗药性赋

方　　书

医便

卫生编

袖珍方

仁术便览

古方汇精

圣济总录

众妙仙方

李氏医鉴

医方丛话

医方约说

医方便览

乾坤生意

悬袖便方

救急易方

程氏释方

集古良方

摄生总论

摄生总要

辨症良方

活人心法（朱权）

卫生家宝方

见心斋药录

寿世简便集

医方大成论

医方考绳愆

鸡峰普济方

饲鹤亭集方

临症经验方

思济堂方书

济世碎金方

揣摩有得集

亟斋急应奇方

乾坤生意秘韫

简易普济良方

内外验方秘传

名方类证医书大全

新编南北经验医方大成

临证综合

医级

医悟

丹台玉案

玉机辨症

古今医诗

本草权度

弄丸心法

医林绳墨

医学碎金

医学粹精

医宗备要

医宗宝镜

医宗撮精

医经小学

医垒元戎

证治要义

松厓医径

扁鹊心书

素仙简要

慎斋遗书
折肱漫录
济众新编
丹溪心法附余
方氏脉症正宗
世医通变要法
医林绳墨大全
医林纂要探源
普济内外全书
医方一盘珠全集
医林口谱六治秘书
识病捷法

温　病

伤暑论
温证指归
瘟疫发源
医寄伏阴论
温热论笺正
温热病指南集
寒瘟条辨摘要

内　科

医镜
内科摘录
证因通考
解围元薮
燥气总论
医法征验录
医略十三篇
琅嬛青囊要
医林类证集要
林氏活人录汇编
罗太无口授三法
芷园素社痎疟论疏

女　科

广生编
仁寿镜
树蕙编
女科指掌
女科撮要
广嗣全诀
广嗣要语
广嗣须知
孕育玄机
妇科玉尺
妇科百辨
妇科良方
妇科备考
妇科宝案
妇科指归
求嗣指源
坤元是保
坤中之要
祈嗣真诠
种子心法
济阴近编
济阴宝筏
秘传女科

儿　　科

外　　科

伤　　科

眼　　科

咽喉口齿

养　　生

医案医话医论

养性轩临证医案

养新堂医论读本

祝茹穹先生医印

谦益斋外科医案

太医局诸科程文格

古今医家经论汇编

莲斋医意立斋案疏

医　史

医学读书志

医学读书附志

综　合

元汇医镜

平法寓言

寿芝医略

杏苑生春

医林正印

医法青篇

医学五则

医学汇函

医学集成

医学辩害

医经允中

医钞类编

证治合参

宝命真诠

活人心法（刘以仁）

家藏蒙筌

心印绀珠经

雪潭居医约

嵩厓尊生书

医书汇参辑成

罗氏会约医镜

罗浩医书二种

景岳全书发挥

新刊医学集成

寿身小补家藏

胡文焕医书三种

铁如意轩医书四种

脉药联珠药性食物考

汉阳叶氏丛刻医集二种